JN086048

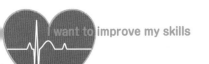
I want to improve my skills

ナースのためのスキルアップノート

看護の現場ですぐに役立つ

終末期ケアのキホン

患者さんに寄りそった看護が身に付く！

坂井 暢子 著　雑賀 智也 編著

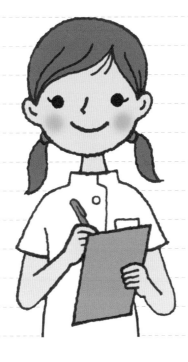

秀和システム

はじめに

　この本を手に取ってくださった皆さんは、医療関係者の方がほとんどだと思います。そして、本書のテーマに関心を持たれたということは、恐らく「終末期」のケアに関わる経験があるか、今後関わることが増えると予想されたためでしょう。当事者としても、仕事上で関わるとしても、悲しみや苦しみ、切なさをイメージしてしまったり、実際にそのような思いをしたりということがあるかもしれません。

　高齢多死社会といわれる今、最後まで自分らしい生活を送るための医療や看護、精神的・社会的支援を行う「終末期ケア」はその必要性や関心が高まっています。終末期ケアでの看護師の仕事には、患者の身体的・精神的苦痛を軽減するためのケアや、患者が最期まで自分らしい生活を送るための支援、家族へのサポート、患者が望む医療やケアを事前に話し合う**ACP**＊などが含まれます。

　「終末期ケア」に近しいものとしては「緩和ケア」があります。「緩和ケア」とは、診断されたときから標準治療と共に導入され、病気の進行に関係なく、患者の身体的、社会的、精神的な苦痛を和らげ、QOL（生活の質）を上げ、「普通に生き、普通に最期を迎える」ことを目的としており、「終末期ケア」と大きく異なるものではありません。ただ、「終末期ケア」は、社会的背景やその人の状態、疾患の種類を問わずどのような人にも実施されます。また、本人の意思確認が困難な場合もあるため、意思決定支援や家族へのケアも重要なポイントとなります。

　「終末期」そして「死」は、健康や病気や能力と違って、人間に与えられた唯一平等な避けられないものです。色々な考えがあるでしょうが、筆者としては、お別れの時が「最後まで本人らしかったね、いい旅立ちだったね」とみんなが泣き笑いするような、そんな優しい時間であったらいいな、と思います。

　本書を通じて「終末期ケア」についての学びが深まり、皆さんの生活や仕事の質を高めることに寄与できれば幸いです。

　最後に、相談に乗ってくれた家族や職場の仲間、的確なアドバイスと編集をしてくださり根気強く執筆を支えてくださった雑賀智也さん、素晴らしい機会をくださった秀和システムの担当者の皆さまに、心より御礼を申し上げます。

2024年1月　坂井 暢子

＊ACP　Advance Care Planningの略。

看護の現場ですぐに役立つ
終末期ケアのキホン

contents

chapter
1 終末期とは

chapter
2 Advance Care Planning (ACP)

chapter 3 日常生活を支えるケア

chapter 4 身体症状・精神症状に対するケア

chapter

5 疾患別のケア

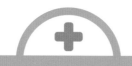

本書の特長

　経験の浅い看護師の場合、終末期ケアと聞くと「難しい、できれば避けたい」と考えるかもしれません。しかし、患者が最期の時を迎えるとき、一番近くにいる医療従事者は看護師かもしれません。本書は、最期まで患者・家族と寄り添うための終末期ケアの手引書です。

役立つポイント1　終末期ケアの理解が深まる

　高齢多死社会において、終末期ケアの必要性が高まっています。本書では、背景にある概念や原則を明確に説明し、読者に深い洞察を提供します。

役立つポイント2　具体的で実践的なケアの方法を学べる

　本書は抽象的な理論のみならず、実際のケアの方法や手法にも焦点を当てています。日々のケア、患者の身体的・精神的苦痛に対するケア、家族へのサポート、Advance Care Planning（ACP）などの具体的で実践的なケアの方法を学べます。

役立つポイント3　患者と家族に寄り添う優しいアプローチが学べる

　患者とその家族に寄り添い、穏やかな最期をサポートするための方法や考え方を学び、人間性に基づいたケアの重要性を理解できます。

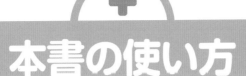

本書の使い方

　本書はchapter 1〜5と、巻末資料で構成されています。通読することで、実践的かつ具体的な終末期ケアの知識が身に付きます。さらに、必要な章を繰り返し読むことで、臨床での対処方法も習得できます。

● chapter 1　終末期とは
　終末期の定義、日本の医療環境の変化、そして終末期における医療従事者の役割について詳細に確認します。

● chapter 2　Advance Care Planning（ACP）
　ACPと関連する概念を整理し、具体的なACPの実施方法についてデータと文献を交えて解説します。

● chapter 3　日常生活を支えるケア
　終末期における日常生活支援に焦点を当て、コミュニケーションの重要性と患者への寄り添い方について詳しく掘り下げます。

● chapter 4　身体症状・精神症状に対するケア
　終末期には多様な症状が現れます。この章ではそれらの症状への対処法について学びます。

● chapter 5　疾患別のケア
　終末期の経過は疾患により異なります。この章では疾患ごとの終末期ケアにおけるアプローチについて論じます。

● 資料
　疾患ごとに終末期の典型的な経過を例として紹介し、臨床での参考として役立つ情報を提供します。

この本の登場人物

本書の内容をより深く理解していただくために、
医師、ベテランナース、先輩ナースから新人ナースへ、
アドバイスやポイントの説明をしています。

新人
ナース

看護師歴1年。看護の関わり方、ケアについて勉強しています。
医師や先輩たちのアドバイスを受けて、早く一人前のナースになることを目指しています。

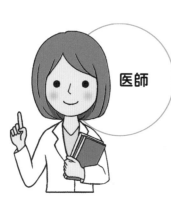

医師

本書の著者で終末期ケアに従事
する医師。患者とその家族の側に
立った医療を心がけています。

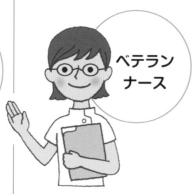

ベテラン
ナース

看護師歴10年。優しさの中にも
厳しい指導を信念としています。

先輩
ナース

看護師歴5年。身近な先輩であ
り、新人ナースの指導役でもあり
ます。

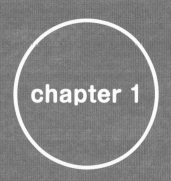

chapter 1

終末期とは

chapter 1では、まず「死とは何か？」という根本的な問いから始め、
総論として学会などが提唱する終末期の定義を学びます。
また、日本の医療環境の変化と終末期の関わり、
医療従事者が終末期に何を求められているかを確認していきます。

終末期とはなにか？

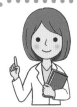

終末期では、「死」という現実に直面していること、そして「やがて訪れる“死”を考慮すべき医療環境下にいる」という事実を常に意識することが求められます。この段階で大切なのは、患者の生活の質（**QOL***）をいかに保つかです。包括的・個別的な対応を求められるのが**終末期ケア**なのです。

死とはなにか

死は、単なる医学的・生物学的な現象にとどまらず、精神的、社会的、スピリチュアルな側面を多角的に持ち合わせています。死には、医療者が直接目にする「**身体的な死**」、すなわち臨終の時と「**繋がり・関係性の喪失**」があります。

医学的な死は、上位器官（肺、心臓、脳）の機能停止を指し、①呼吸の不可逆的停止、②心臓の不可逆的停止、③瞳孔散大（対光反射の消失）の「死の三徴候」によって確認されます。これは生物学的な生命の終わりを意味します。

一方、繋がり・関係性の喪失としての死は、一人称の死（主観的な死）、二人称の死（家族や親しい人、担当した患者などの死）、三人称の死（客観的・社会的な死の現象）などと分類され、生命活動の終わりを超えた、自己や他者との関係性の喪失という深い側面を持ちます。

死や死生観には、様々な思想、価値観、文化、宗教、時代背景などが関わっています。死や死生観を完全に理解することは困難ですが、理解しようとする姿勢や否定しない態度が重要です。

いつか人は最期の時を迎えます。看護師として、終末期の患者さんとどう向き合うかを考えるきっかけになれば嬉しいです。

ベテランナース

* **QOL** Quality of Lifeの略。

終末期とはなにか

終末期は人生の最後の時期を示す言葉です。日本老年医学会は「**病状が不可逆的かつ進行性で、その時代に可能な限りの治療によっても病状の好転や進行の阻止が期待できなくなり、近い将来の死が不可避となった状態**」としています＊。

また、公益社団法人 全日本病院協会「終末期医療に関するガイドライン～よりよい終末期を迎えるために～」では以下のように定義されています。

▼全日本病院協会による終末期の定義＊

①複数の医師が客観的な情報を基に、治療により病気の回復が期待できないと判断すること
②患者が意識や判断力を失った場合を除き、患者・家族・医師・看護師などの関係者が納得すること
③患者・家族・医師・看護師等の関係者が死を予測し対応を考えること

※救命救急の場では発症から数日以内の短い期間で終末期と判断されることも多いのですが、癌や難病の末期などでは1～2か月ということもあります。また、重い脳卒中後遺症などでは、数年前からいずれ死が訪れることが予測されることがあるものの、間近な死を予測することができるのは容態が悪化してからとなります。したがって終末期を期間で決めることは必ずしも容易ではなく、また適当ではありません。

海外における終末期の定義

ヨーロッパ緩和ケア協議会（**EAPC**＊）では「**病状の最終ステージで生命の危機に瀕している状態、数日で亡くなる可能性がある状態**」＊としています。

なお、アメリカ国立衛生研究所（**NIH**＊）は「**終末期やその移行期には明確な定義を提供するエビデンスはない。時間枠で決定するべきではない**」＊としています。

＊…**としています**　日本老年学会，「高齢者の終末期の医療およびケア」に関する日本老年医学会の「立場表明」2012（https://www.jpn-geriat-soc.or.jp/tachiba/jgs-tachiba2012.pdf）
＊…**の定義**　公益社団法人 全日本病院協会，「終末期医療に関するガイドライン～よりよい終末期を迎えるために～」，2016年11月（https://www.ajha.or.jp/voice/pdf/161122_1.pdf）
＊ **EAPC**　European Association for Palliative Careの略。
＊…**がある状態**　Radbrunch L, et al: White Paper on standards and norms for hospice and palliative care in Europe: part 1. European Journal of Palliative Care, 16(6):278-289, 2009
＊ **NIH**　National Institutes of Healthの略。
＊…**するべきではない**　National Institutes of Health: National Institutes of Health State-ot-the-Science Conference Statement of Improving End-of-Life Care, December 6-8, 2004

終末期の定義のあいまいさ

さらに、終末期は「人生の最終段階における医療」や「エンド・オブ・ライフケア（EOLC＊）」とも呼ばれることがあります。様々な学会・協会で終末期の定義について語られていますが、実は、医療の現場で注視される「いつから、どこで、どのようになったとき」を明言している定義はありません。

ただ、こうした明言した定義にこだわるのは「医療者ならでは」の特徴かもしれません。医療者にとっては、定義が明確であれば診療で迷わないからです。「終末期の定義があいまいなのに、よりよい終末期医療を提供できるのだろうか」と不安になり、明確な定義を求めてしまうのではないでしょうか。現実的には時期に関係なく、やがて来る「死」をそれぞれが意識したときから、終末期医療が始まるのだと思います。

実際に、千葉大学大学院看護研究科エンド・オブ・ライフケア看護学は『**エンド・オブ・ライフケアは、「診断名、健康状態、年齢に関わらず、差し迫った死、あるいはいつかは来る死について考える人が、生が終わるときまで最善の生を生きることができるように支援すること」**』と定義しています＊。この対象は「死について考える人」ということです。

したがって、期間や状態にとらわれず、「"この人にとっての"終末期とは何か？　いつか？」という姿勢で取り組んでいくことが大事なのだと思います。終末期を人生の一部としてとらえ、周囲の人、大切な人と語り合うことを当たり前にできること、疾患や加齢による経過や変化を予測しつつ、その過程に加えて患者の価値観や患者を取り巻く環境に応じて、包括的、個別的に対応することが重要です。

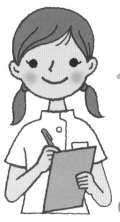

医学的管理だけではなく、人としての尊厳、生活の質を重視し、さらにはその人の価値観を尊重することが大切なんですね！

新人ナース

＊ **EOLC**　End of Life Careの略。
＊…**定義しています**　千葉大学大学院看護研究科：エンド・オブ・ライフケア看護学，エンド・オブ・ライフケアの定義（https://www.n.chiba-u.jp/eolc/opinion/index.html）
＊…**に関するガイドライン**　厚生労働省：人生の最終段階における医療・ケアの決定プロセスに関するガイドライン．平成30年改訂版，2018

人生の最終段階における医療

なお、厚生労働省は2007年に「**終末期医療**」という概念を提唱し、「終末期医療の決定プロセスに関するガイドライン」を発表しました。その後、2015年に「終末期医療」を「人生の最終段階における医療」へと名称変更し、2018年には「終末期医療の決定プロセスに関するガイドライン」を「人生の最終段階における医療・ケアの決定プロセスに関するガイドライン」*へと改訂しています。これは、「最後まで本人の生き方（＝人生）を尊重

し、医療・ケアの提供について検討することが重要である」という考えに基づくものです。これらのガイドラインが提唱された背景には、疾病の回復が見込めない患者に対する延命措置の是非を巡る倫理的問題があります。

本書では、これらの概念もあるということを踏まえた上で、「終末期医療」という名称に統一して進めていくこととします。

▼日本における主な終末期医療に関するガイドライン

団体名	名称	発行年
厚生労働省	終末期医療の決定プロセスに関するガイドライン	2007年 （2014年改訂）
	人生の最終段階における医療・ケアの決定プロセスに関するガイドライン（上記のガイドラインの名称変更）	2018年
日本医師会	終末期医療に関するガイドライン	2008年 （2019年改訂）
日本老年病学会	高齢者ケアの意思決定プロセスに関するガイドライン 〜人工的水分・栄養補給の導入を中心として〜	2012年
全日本病院協会	終末期医療に関するガイドライン 〜よりよい終末期を迎えるために〜	2016年
日本集中治療学会 日本救急医学会 日本循環器学会	救急・集中治療における終末期医療に関するガイドライン 〜3学会からの提言〜	2014年
日本透析医学会	透析の開始と継続に関する意思決定プロセスについての提言	2014年 （2020年改訂）
日本小児科学会	重篤な疾患を持つ子どもの医療をめぐる話し合いのガイドライン	2012年

---

*…**に関するガイドライン** 厚生労働省：人生の最終段階における医療・ケアの決定プロセスに関するガイドライン. 平成30年改訂版, 2018

終末期を取り巻く社会状況・動向・社会資源

　日本は2005年に**多死社会**に突入したといわれています。多死社会とは、高齢者の増加により死亡者数が多くなり人口が減少していく社会形態のことをいい、2005年から約30年程度は続くと推定されています。

　このような時代の変化に対し、医療においても様々なニーズがあります。その理解のために、現在の社会状況などについて少しお話しましょう。**カギは死亡原因と死亡場所**の変化です。

▼少子高齢"多死"社会の到来

> 日本の人口は人口減少局面を迎えており、2060年に総人口は9,000万人を割り込み、高齢化率は40%近くになる。

●将来人口の推移

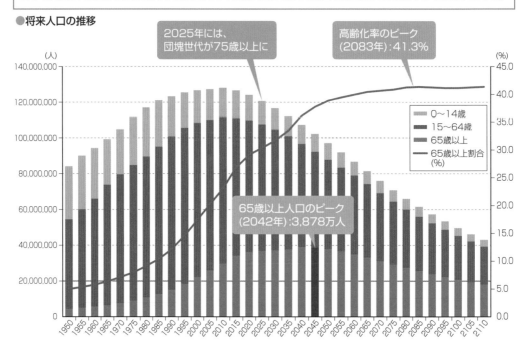

各年10月1日現在人口.平成22(2010)年までは、総務省統計局「平成22年国勢調査による基準人口」(国籍・年齢「不詳人口」をあん分補正した人口)による.2015年以降は国立社会保障・人口問題研究所「日本の将来推計人口(平成24年1月推計)出生中位(死亡中位)推計」を基に日本看護協会にて作成

出典：第1回 人生の最終段階における医療の普及・啓発の在り方に関する検討会 平成29年8月3日 資料2

死亡原因の変化

戦前の死亡原因としては感染症が多く、特に肺炎については1899年から1922年までの死因の第1位(気管支炎と肺炎を合わせて)でした。1930年代から戦後しばらくは結核が死因の第1位でした。しかし、これらの感染症による死亡者数は、化学療法(いわゆる抗菌薬治療)の開発、予防接種の普及、公衆衛生の改善、医療提供体制の充実、栄養状態の改善などにより激減しました。

その後、脳血管疾患、心疾患、悪性新生物などによる死亡が増加しました。脳血管疾患では、医学の進歩や塩分摂取量の低下などにより死亡数は減少に転じ、死因の第4位となりましたが、2001年以降に老衰が増加し、現在は死因の第3位、全体の10%程度を占めています。

50～100年の間で、死亡原因が絶えず変化しており、今後の死亡原因もさらに変わっていく可能性があります。2020年から猛威をふるった新型コロナウイルス感染症のように、未曽有の新興感染症や再興感染症、自然災害などの影響なども出てくるかもしれません。目下に起こっていることに一つひとつ丁寧に対応することはもちろん、将来を見据えた国を挙げての対応も求められています。

▼死亡の原因疾患

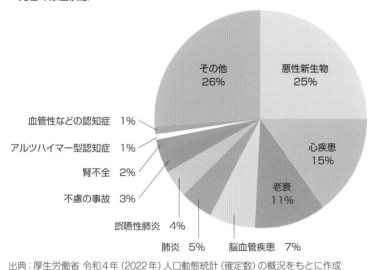

出典:厚生労働省 令和4年(2022年)人口動態統計(確定数)の概況をもとに作成

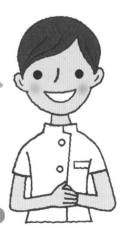

少子高齢化に伴い、人口構造と社会構造が大きく変化しています。これは終末期医療にも大きな影響を及ぼしています。

先輩ナース

死亡場所の変遷

1950年代、自宅での死亡は80%以上で、病院は10%程度でした。1970年代半ばには逆転し、2020年では自宅15.7%、病院68.3%、老人ホーム9.2%となりました。

2005年以降、介護施設や老人ホームでの死亡が増えていますが、病院での死亡が依然多いです。しかし、自宅での最期を望む人々は60%弱で、現実と希望にギャップがあります。

▼死亡場所の推移

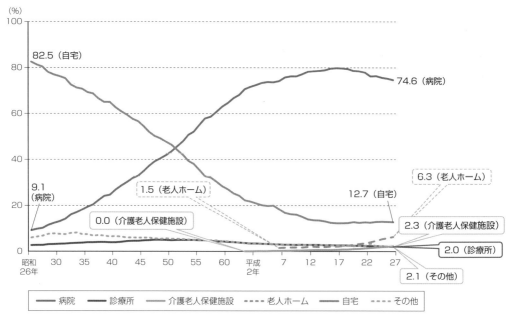

※老人ホームとは、養護老人ホーム、特別養護老人ホーム、軽費老人ホーム及び有料老人ホームをいう。
　平成6年までは、老人ホームでの死亡は、自宅又はその他に含まれている。

出典：第1回 人生の最終段階における医療の普及・啓発の在り方に関する検討会 平成29年8月3日 資料2 厚労省の人口動態統計年表（https://www.mhlw.go.jp/stf/shingi/2r985200000105vx-att/2r98520000010l2r.pdf）

▼最期を迎えたい場所について

最期を迎えたい場所について、「**自宅**」が**54.6%**で最も高く、「病院などの医療施設」が27.7%、「特別養護老人ホームなどの福祉施設」は4.5%となっている。

● 治る見込みがない病気になった場合、どこで最期を迎えたいか（n=1,919人）

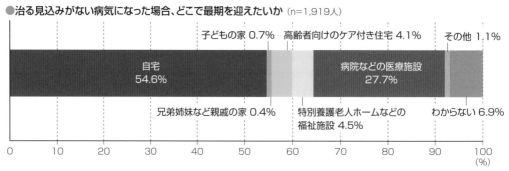

出典：第1回 人生の最終段階における医療の普及・啓発の在り方に関する検討会 平成29年8月3日 資料2

死亡原因・死亡場所の変化からいえること

前述のとおり死亡原因と死亡場所が、大きく変わっていることから、医療現場では図で示す4つが重要となると考えられます。

なお、世界の緩和ケアニーズの第1位は心・血管系疾患、第2位はがん、第3位はCOPD（慢性閉塞性肺疾患）とされています＊。緩和ケアとい

うと、がんなどの悪性疾患をイメージしがちですが、悪性疾患だけでなく非がん疾患でも緩和ケアが求められています＊。

また、今後、高齢者の緩和ケアニーズが急増する可能性があり注目されています。複数の病気を抱えた高齢者に対するケアの在り方も需要な課題となっています。

▼これからの緩和ケアはどう変わるか？

①病院以外の場所、特に在宅や施設を含む地域との医療介護連携が重要になる

②どこにいても終末期に関わる機会が増える

③高齢者への終末期ケアが需要になる

④非がん患者における終末期のケアが必要になる

社会資源について

社会資源とは「人々のニーズを充足するために用いられる制度・情報・機関・人材・資金・物資・法律・技術・知識などの総称」です。年齢や住む地域、仕事や状況、背景によって利用できる社会資源が異なります。明確な区別がない場合もありますが、一般的には**フォーマルサービス**（公的サー

ビスを中心とするもので、安定的かつ専門的に提供されるサービス）と**インフォーマルサービス**（家族や地域コミュニティ、ボランティアなどが中心となるもので、必ずしも専門的サービスとはならない）があります。

＊…**とされています**　WHO/WPCA: Global atlas of palliative care at the end of life. WPCA, 2014 (https://www.who.int/nmh/Global_Atlas_of_Palliative_Care.pdf)

＊…**求められています**　Sleeman KE, et al: the escalating global burden of serious health-related suffering: projections to 2060 by world regions, age groups, and health conditions. Lancet Glob Health 7: e883-e892 2019

社会保険

社会保険は様々なリスクに備えてあらかじめ保険料を納めることで、リスクに遭遇した際に必要な費用やサービスが支給される仕組みです。医療保険、年金保険、介護保険、雇用保険、労災保険などがあります。ここでは、**医療保険**と**介護保険**について説明します。

● 医療保険

医療保険とは、医療を受ける際に実際にかかった費用の一部を負担するだけで済む制度です。**健康保険**（職域保険、地域保険〔国民健康保険〕）と**後期高齢者医療制度**（75歳以上または65〜74歳で一定の障害状態にあり後期高齢者医療広域連合の認定を受けた人）があります。なお、75歳以上では後期高齢者医療保険が優先され、誕生日当日から資格取得になります。

● 介護保険

介護保険とは、要介護者の自立支援、介護する家族へのサポートなど、高齢者の介護を社会全体で支えあう仕組みとして2000年より施行されているものです（基盤となる介護保険法は1997年に制定）。利用にあたっては、市区町村の窓口に相談し申請を行い（申請は本人以外でも可能）、調査を受け、判定を受けてからそれぞれの判定度に応じて必要なサービスを調整し、利用開始となります。申請から認定までにおよそ1か月程度かかります。要支援の認定者は地域包括支援センターが、要介護の認定者はケアマネジャーが相談窓口になります。

▼介護保険制度の仕組み

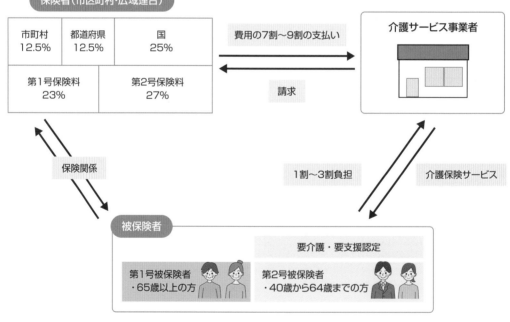

終末期における患者の変化・特徴

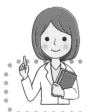

終末期における変化やケアの実際を見ていきます。

終末期を受容するプロセス

キューブラー・ロスの『**死の受容の5段階**』（→p.60参照）はご存知でしょうか。典型的には、合認、怒り、取引、抑うつ、受容の過程を経て、死を受け入れていくといわれています。しかし個人差があり、このとおりの過程を経ない場合もあります。死を前にすると、人生の意味、病気の意味といったスピリチュアルな苦痛が沸き起こることが多く、これに、第三者が答えを与えることは難しいからです。

「役に立ちたい」「どうにかしてあげたい」という気持ちが先走り、「自分たちの望ましい方向や答えを押し付けていないか?」という視点を持ち続ける必要があります。「絶望」の感情に対しては、「他者から大切に思われている」と感じることが最も効果的だといわれます。自分たちの死生観や価値観を押し付けることなく、「全肯定」「伴走」という姿勢を持ち続けるよう心がけましょう。

終末期における患者の特徴

終末期ケアが開始される時期は患者によって様々ですが、開始後から安定期を経て、維持と悪化を繰り返し、臨死期、死別期を迎えることになります（基礎疾患によりその経過は多少異なります。トラジェクトリーカーブについては疾患別のケアの章を参考にしてください➡p.129参照）。

▼終末期の経過（安定期～臨死期、死別期）

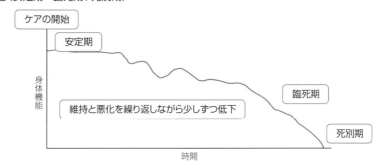

臨死期の経過

死が迫ってきた時期を「**臨死期（terminal phase）**」といいます。いつからが臨死期かの明確な定義はありませんが、おおむね死の数日前〜1週間前程度を指すことが多いようです。なお、「**看取り**」という言葉は日本独自の文化や歴史から生まれた言葉であり、もともとは病人の世話や看病をすることを指していました。しかし、現在は臨死期における看病（死亡まで見守ることを含めて）そのものを「看取り」と表現しています。

人が死に至るまでの経過は疾患により異なりますが、死が差し迫っている兆候には、疾患による差異や個人差がありますが、ある程度共通しています。一般的には、**眠っている時間が長くなり、動けなくなり、意識レベルが低下し意識混濁、せん妄などが見られるようになります。水分摂取や経口摂取が困難となり、それにつれて尿量が低下**します。**その後さらに意識レベルが低下し、昏睡状態となり、循環の低下（血圧低下、チアノーゼ、四肢の冷感など）、呼吸状態の変化（死前喘鳴やチェーンストークス呼吸、下顎呼吸など）が出現し、呼吸停止または心停止に至る**とされます。しかし、2割近くはこのような経過をとらず、急に心停止を起こしたり、同時に出現し時間単位で亡くなったりする場合があるので注意が必要です。

下表に示す兆候が見られると、ご家族にお別れの時間が近づいてきていることを説明します。特に呼吸状態の変化は「見ていると辛そうですが大丈夫でしょうか？」と心配されるご家族も多いです。その場合は、生理的な変化でありご本人が苦痛に感じているわけではないことを丁寧に説明しましょう。

▼臨死期の兆候

呼吸の変化	呼吸リズムの変化（チェーンストークス呼吸）、死前喘鳴、下顎呼吸など
	死前喘鳴とは喉元でゴロゴロと音を立てながら呼吸をするもの 下顎呼吸に移行すると死亡まで時間単位とされる
意識・認知機能の変化	意識レベルの低下、昏睡、せん妄など
	不可逆的な低酸素血症や肝・腎不全や電解質異常などに起因する せん妄は死亡前の多くの患者さんにみられるとされる
経口摂取の変化	食事や水分がとれない、嚥下障害など
	形態を工夫しても水分や内服が困難になる（特に英国では"内服が困難になること"は死が差し迫った徴候として注目されることが多い）
皮膚の変化	チアノーゼ（網状の皮膚）、色調の変化、四肢の冷感、口唇・鼻の蒼白など
	循環不全、低酸素化粧に由来する 皮膚の薄い部分や足先において確認しやすい
情動的な状態の変化	落ち着かなさ、身の置き所のなさ、精神状態の悪化など
	寝たり起きたりを繰り返す、布団を蹴飛ばす、何とも言い難い感じがありそわそわする、など せん妄、不快感、焦燥感、不安感、アカシジアなどに由来するとされる
全身状態の悪化	身体機能の低下、臓器不全などの不可逆性の状態悪化
その他	医療者の直感

出典：森田達也, 白土明美: 死亡直前と看取りのエビデンス 第2版, P5-13, 医学書院, 2023

終末期を迎える患者家族

臨死期を迎える患者の家族への説明は、バッドニュースが多く、医療者自身の心理的負担につながることがあります。しかし、患者の状態や見通しを共有することで、家族は落ち着いて見守ることや最後の時間を丁寧に過ごすことができるとされます。

また、この時期のご家族も、バッドニュースの連続や終わりの時が近づいている患者を目の前にして、心理的な負担が増え、場合によっては長時間の付き添いで身体的にも疲弊していることが少なくありません。そこに加えて、「死ぬ」というこ

とを理解させるような物言いは、負担の増加につながる場合があります。家族に現状を理解させることがすべてではなく、聞きたいことは何で、何を聞きたくないのか、家族のニーズを明確にするケアや介入が必要です。また、説明する職種やタイミングも考える必要があります。医師からの説明が理解しやすい家族、逆に日頃から接することの多い看護師との何気ない会話で受け入れていく家族、様々なパターンがあると思います。伝え方についてもチームで検討していきます。

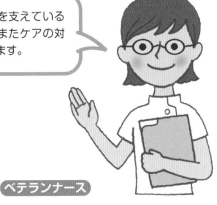

患者さんだけではなく、彼らを支えている家族にも注意を向け、彼らもまたケアの対象であると考える必要があります。

ベテランナース

終末期ケアの実際

終末期ケアには、「**緩和ケア**」「**ターミナルケア**」「**ホスピスケア**」「**エンド・オブ・ライフケア**」など様々なケアの名称があります。医療行為の比重、提供される場所、提供される期間、対象などに違いはあっても、共通する部分もあります。

主に、以下の3つが共通する概念であり、意識すべき点です。

①その人のQOLを重視すること
②本人だけでなく家族や周囲の人も含まれること
③身体的苦痛だけではなく、精神的苦痛・社会的苦痛・スピリチュアルペインといった、全人的苦痛に配慮し対応すること

臨死期における意思決定支援

　臨死期に向かうにあたり、意思決定支援、**ACP**＊の確認を行います。第2章で詳しく述べますが、患者の価値観を共有しケアに反映させるための話し合いです。今までの人生観、価値観、その人の生き方などを踏まえ、本人や家族、近しい人を含め、看取りをどうするかを多職種で検討します。

　ACPにおいて大切なのは"**話し合う過程**"や"**価値観を共有しケアに反映させること**"ですが、ある程度の結論を出しておく必要があります。具体的には、今後の生活や療養の場をどこにするか、どのように過ごすのか、それに対して社会資源としては何が必要か、治療の選択（受ける・受けない）、最後の時をどのように迎えるか、などです。最終的に判断を下すのは医師ですが、看護師としては、日常のケアや適切なアセスメントに基づいて医師に報告し相談することができます。ケアの中での本人の様子や言動は看護師でないとわからないことも多いです。何気ない会話の中に、何をしているときが心地よいのか、今まで何を大切にしてきたのか、こういうことはしたくない、これからどうしたい、というヒントがたくさんあります。

臨死期における状況の判断・説明

　徐々に近づく最後の時を判断する必要があります。各疾患のトラジェクトリーカーブや予後予測などを利用しつつ、全身状態が変化を始めたら医師に報告します。必要があれば、家族との橋渡しを行います。医療者と家族との認識に違いがありそうなときは、「**医師からの病状説明を希望しますか？**」と家族に聞いてみてもよいですし、逆に主治医に「医療者と家族の認識にずれがありそう」と報告するのもよいでしょう。正式な病状の説明は医師から行う必要があるため、「予後はこのくらいでしょう」と先走って説明することは避けなければなりません。すでに説明があった場合、「**先日のご説明で分かりにくかったことはありましたか、医師はどのように言っていましたか**」と聞いてみることで、患者の理解度を把握できます。"予測しないお別れ"というのは家族のグリーフ（悲嘆）を深める可能性があるため、「説明するのは医師の役目だから」とすべてを医師に任せるのではなく、話し合いの場を設けるように働きかけることが重要です。

　終わりの時が近づいており、医師から説明があり、家族も理解しているときは、今後起こりうる身体の変化・起こりうる事態について説明します。

　前述した臨死期の兆候について説明していきます。看取りに活用するパンフレットも存在します。他にも、患者と家族の意思を確認する、会いたい人・会わせたい人がいるか確認する、心配なことがないか確認する、などを行っていきます。

＊ACP　Advance Care Planningの略

臨死期における日々のケア

日々のケアは特に丁寧に行います。お別れが近くなると、面会者や付き添いが多くなります。遠方からの面会者にとって、長らく会っていなかった久しぶりの姿であり、最期の姿になるかもしれません。整容や清潔に気を配ることが大切です。

病衣や寝具などが汚れたままになっていないか、口腔内の清潔、口腔内や皮膚の乾燥ケア、ひげや髪の毛など、細部にわたり心を配りましょう。**ADL**＊（日常生活動作）が低下することによ

り排泄臭・口臭・体臭・創部臭などのにおいがすることがあります。換気や清掃、清拭をこまめに行い、においが強いときには消臭剤を使うなどの配慮をするといいかもしれません。浮腫や皮膚の脆弱性が出てくる患者もいるため、体位変換時には注意が必要です。最期の時まで聴覚と触覚は残るといわれます。常に声掛けをしながらケアを行いましょう。

臨死期における家族へのケア

家族が安心して付き添える環境にも配慮が必要です。可能であれば、状態悪化時や最期の時が近い場合は安心して寄り添える個室対応が望ましいでしょう。椅子やソファーなど、付き添う家族が疲れないように配慮します。点滴やチューブ類、モニター類の配置に注意し、患者の近くにいられるように配慮します。

ケアに参加することで予期悲嘆のケアにつながるとされますので、マッサージをしたり、体をさすったり、好きな音楽をかけたり、テレビをつけたり、家族といつもの会話をすることが患者本人にとって安らげることを伝え、家族にできるケア

と意義であることを説明しましょう。不安がある場合、医療介護者が常にサポートすること、そして単にそばにいるだけでも患者にとっては大切であることを家族に伝えます。

また、付き添い者や家族が疲れている様子が見えたら、休息を取るよう勧めます。特に、ベッドサイドモニターを使用している患者の場合、アラームの頻繁な鳴動に家族が気を取られがちです。病状によってこれが必要な場合もありますが、付き添い者や家族への説明と配慮は常に心掛けます。

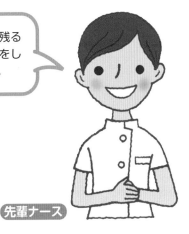

最期の時まで聴覚と触覚は残るといわれます。常に声掛けをしながらケアを行いましょう。

先輩ナース

＊ ADL　Activities of Daily Living の略

臨終時・臨終後のケア

　お亡くなりになったときは、医師による死亡確認が必要です。死亡確認に立ちあう家族は揃っているか、死亡確認を行ってもよいかを確認し、了承を得てから医師と共に**死亡確認**を行います。

　死亡確認とは、医師が患者の死亡を確認することですが、実は方法・手順について明記された法令はありません（脳死判定は別です）。一般的には、死亡確認に死の三徴候（呼吸の不可逆的停止、心臓の不可逆的停止、瞳孔散大〔対光反射の消失〕）や心電図モニターの平坦化が宣言されますが、これはあくまで慣習であって、法的手順ではありません。心電図モニターの平坦化は必須ではないのです（目に見える変化になり理解しやすいため臨床の現場では使用することが多いです）。

　患者が亡くなってから死亡確認までは時間がかかってもよいとされています。**死亡時刻**とはまさに死亡した時刻のことで、推定でも問題ありません。死亡診断書には、一般的には死亡確認をした時刻（「〇時〇分、ご臨終です」と宣言した時刻）を記載する場合が多いのですが、何時ごろに亡くなったのかがわかればその時刻を記載してもかまいません（前述したとおり、本来、死亡時刻は死亡確認時刻ではないのですが、現状は死亡時刻＝死亡確認時刻としてしまうことが多いです）。なお、医師法第20条では、「医師は最後の診察から24時間以内に患者が死亡した場合には、診察をしなくても死亡診断書を発行してもよい」とされています。

家族への説明

　家族から色々な質問が来ることがあります。特に「最後は苦しんだのでしょうか？」と気にされるご家族も多いので、「**最後の時は意識も下がっており、本人にとっては苦しくなかったと思います**」と丁寧に伝えます。また、もし家族が最期の時に間に合わなかった場合、「**最後は穏やかに亡くなられました。スタッフがいたので一人ではなかったです**」と伝えます。ご本人や家族へのねぎらいの言葉も忘れずに。「**ご本人もご家族もよく頑張られました**」「**ご家族がそばにいて安心したと思います**」「**ご家族がいらした後は安心されているようでした**」など、看ていたときのエピソードを伝えます。

　死亡後の**エンゼルケア**は、家族がお別れの時間をとれるよう配慮した後に行います。「**少し時間をおいてからまた参りますね**」「**ご家族皆さんのお別れが終われば、看護師にお声がけください**」などと声をかけてから退室します。お別れが一段落したら、「**これからのことをお話しさせていただいてよいですか？**」と確認し、エンゼルケアについて説明します。エンゼルケアには家族の参加も可能で、故人を振り返りながら行うこともあります。地域や宗教による違いに注意しながら進めます。

　エンゼルケアでは保湿が重要です。温かいタオルやガーゼで清拭し、次亜塩素酸ナトリウム液（0.5％）で消毒し、アルコール不使用の保湿剤を塗ります。ドレーンやチューブは抜去し、必要に応じて縫合や防水ドレッシングを行います。ペースメーカーや植え込み型の機械については火葬の際の必要性を確認します。遺体の保存は、室温を下げ、ドライアイスやアイスパックで冷却します。義歯の装着、髪型やひげの整理、着替え、寝具の整理を行い、故人をきれいな姿で家族に見送らせます。これは家族の安心感につながると共に、医療介護従事者のグリーフケアにも役立ちます。

全人的苦痛

全人的苦痛とは**トータルペイン**ともいわれ、末期癌などの予後不良の患者が体験している複雑な苦痛のこととされ、シシリー・ソンダースが提唱した概念です。ソンダースは、以下の4つの要因が患者の全人的苦痛を形成しているとしており、緩和ケアの領域ではそれらに対しての包括的な視点でのケアが重要としています。

▼全人的苦痛（トータルペイン）

身体的苦痛

疾病や老化などによってもたらされる体の痛みや症状、ADL の低下などのこと
医療行為として治療対象となりやすく、表現型としても現れやすいため積極的に対応していく

痛み、症状、
ADL 障害

仕事・経済・家庭の
問題、人間関係、
遺産問題など

精神的苦痛

疾患に罹患したことによって生じる心理的な苦痛

全人的苦痛（トータルペイン）

社会的苦痛

疾患に罹患したことによって社会や家庭での役割が変化し、今までどおりの生活ができなくなることで生じる苦痛

不安、苛立ち、孤独感、
恐れ、怒り、抑うつ、
疎外感、孤独感

スピリチュアルペイン

人生の意味合いへの問い、自責の念、死への恐怖、価値観の変化、死生観に対する悩みなどの苦痛

人生への問い、罪の意識、
死の恐怖、
神の存在への欲求、
価値観の変化

終末期医療と看護師の役割

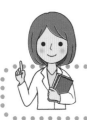

終末期の医療について、終末期の場や多職種連携を中心に説明します。

終末期医療の役割

終末期医療が注目される背景には、高齢化社会、多死社会、死生観の変化などがあります。医療に対する考え方も変わり、単に長生きすることや生きること自体ではなく、最後まで人間としての尊厳が尊重され、人間らしい生を全うすることが重視されるようになっています。これを支える医療・ケアを求める考え方が主流になりつつあります。つまり、質的な医療の変化が求められているのです。誰がこの変化に対応すべきか、どのように対応すべきかについて検討が必要ですが、緩和医療の専門家だけでは対応が難しいのが現状です。日本には緩和ケア病棟がありますが、対応できる疾患や病床数には限りがあり、特に非がん患者の増加には十分対応できていません。

死亡場所も変化しており、在宅や施設などで十分なケアを受けられるようにする必要があります。このような背景を受け、国は2014（平成26）年から医師や看護師に対して、終末期医療に関する研修を開始しています。これには意思決定のプロセスやコミュニケーションスキルに関する内容が含まれています。終末期医療の提供体制の整備は急務であり、その重要性は今後も増していくでしょう。個人的には、すべての医療・介護従事者が終末期医療に関する知識を身に付けることで、終末期医療の全体的な向上が期待できると思います。

病院での看取り

病院での看取りは、一般病棟や療養病棟、緩和ケア病棟など場所によって医療の比重やケアの内容に違いがあります。医療者が中心となり、家族は付き添いの立場をとるのが一般的です。看護師の細やかなケアにより、患者の状態変化を把握し、適切な対応が可能です。しかし、一般病棟では延命措置が優先されることも多く、患者や家族が望む終末期を迎えられているかの確認が必要です。ACPが不十分な場合、人工栄養や心肺機能維持のための治療が続けられることもあります。在宅での看取りを希望する場合は、MSW（医療ソーシャルワーカー）やケアマネジャーと連携し、その人らしく過ごせるよう支援します。

家族は「病院だから安心」と思いがちですが、状態の変化や悪化には動揺することもあります。患者や家族が現状をどのように捉えているかを定期的に確認し、必要に応じて医師の説明を受ける機会を設けます。看護師は患者と多くの時間を共にし、医療的な面だけでなく、個人の価値観や死生観を尊重し、心身共に安心して過ごせるよう支援します。

施設での看取り

近年、様々な施設で終末期を迎えるケースが増えています。特別養護老人ホームでは、退所の多くの理由が死亡です。本来、施設は在宅に近い生活や療養を提供する場であり、終末期ケアを目的としていません。しかし、国策の推進もあり、施設での看取りは今後も増加すると予想されています。施設でのケアは家族以外の提供者によることが特徴で、個別対応がしやすく、一人ひとりの人生や価値観を尊重しやすいというメリットがあります。

しかし、人員不足や医療専門職のマンパワー不足は主な問題点です。特に夜間は一人で多数の入所者に対応しなければならず、急変時や状態変化時には医療機関への搬送が必要な場合もあります。終末期の入所者のケアニーズ増加により、他の入所者のケアが十分にできない場合もあります。また、医療知識に乏しい介護職との連携も問題となり、柔軟なケアの対応が難しい場合があります。

終末期ケアに対する教育の不足は精神的な負担やジレンマにもつながります。必要な対策として、終末期ケアの教育、医療連携システムの強化、状態悪化時の対応の確認と共有、家族への意思決定支援、スタッフの精神的サポートなどが挙げられます。予後予測や臨死期の変化についての情報をパンフレットなどで家族やスタッフと共有することで、安心して準備できます。

在宅での看取り

在宅での終末期は、慣れ親しんだ環境で家族や親しい人たちと最後まで関係を築きながら過ごせるという特徴があります。しかし、主なケア提供者は家族であり、社会資源やサービスが充実していても、家族の介護負担は大きくなります。また、仕事や就労の調整が必要になり、家計に経済的な問題が生じることもあります。特に高齢者のみの世帯の増加により、家族の介護力不足で在宅療養が難しい場合もあります。

医療行為が多い患者の場合、家族だけでの対応が困難です。在宅療養には、家族と「できることとできないこと」をしっかり話し合う必要があります。ケアマネジャーは在宅介護計画の中心的役割を担い、本人の状態、利用可能な社会資源、家族の介護力を評価し、ケアプランを立てます。訪問看護師は医療的ケアの提供、訪問診療医との連携、介護職との協力を行い、家族や本人の思いを考慮しながら支えます。彼らには、家族とのコミュニケーションスキル、予後予測、臨死期の変化のアセスメント能力も求められます。

終末期には全身状態が不安定になり、医療的処置の必要性が増えます。訪問の回数や頻度は制度の範囲内で工夫し、必要に応じて特別訪問看護指示を利用しながら、終末期を迎えるサポートが必要です。

病院から在宅医療への移行には事前の準備が重要です。退院前カンファレンスを開催し、関わる全員の参加を促し、自宅の環境調整やサービス調整を行います。在宅療養中の介護負担軽減として、レスパイト入院やショートステイの利用も検討しましょう。

終末期医療の特徴（多職種連携、カンファレンスについて）

　終末期のケアは、単独の職種では成立が困難です。様々な職種や人が関わりながら、それぞれの役割を果たし、最後までその人らしい生を全うできるよう支援します。専門職で構成されるチームの場合、個々の専門性は発揮されやすいのですが、優先事項や関心事項が異なるため、それぞれが**多職種連携**を意識して努力する必要があります。また、どの職種が担当すべきかの明確な線引きができないことやどの職種でもできることを誰がやるのか、という譲り合いや奪い合いといった問題が出ることもあります。

　終末期ケアにおいては下図に示す**連携・協働モデル**が多職種からなるチーム力を発揮し、円滑なケアの実践に繋がるとされます＊。それぞれの職種が対等であり、密に連携し、意思決定の権限は個人に集中していないことがわかります。チームの力を最大限に発揮するには、チーム内で対話を継続し、他の職種の価値観やケアの提案を理解しつつ、自分の専門的なケアを提案・提供することが重要です。それぞれが連携を図る場としてのカンファレンスには、表に示す5つのステップがあります＊。これを参考に進めると多職種での連携・協働がスムーズになります。

▼連携・協働モデル

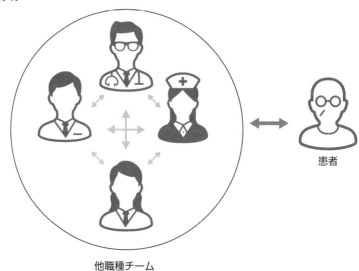

他職種チーム　　患者

▼多職種連携・協働のためのカンファレンス5ステップ

STEP1	開会：開催の目的と到達目標（ゴール）の明瞭化
STEP2	患者・家族の意向、支援の方向性（案）の共有
STEP3	課題と計画（案）についての意見交換
STEP4	支援の方向性の決定、課題と計画（案）の修正
STEP5	閉会：カンファレンスの合意事項、残された課題の共有

＊…**とされます**　篠田道子編集：チームの連携力を高めるカンファレンスの進め方第2版：P7, 12, 日本看護協会出版会, 2015

終末期に関わる職種

終末期に関わる職種には、医師・看護師だけでなく、前述したケアマネジャー、メディカルソーシャルワーカー（MSW）、薬剤師、リハビリテーション専門職、介護職などがあります。それぞれの役割を見てみましょう。

① 看護師

看護師の役割は勤務する場所によって異なります。病棟看護師、外来看護師、施設看護師、訪問看護師など、それぞれが独自の役割を担います。

病院や施設で終末期を過ごす場合、病棟や施設看護師は終末期ケア全般に対する理解と実践が必要です。これには疾患や症状のケア、看取り過程の理解、多職種との連携、患者やその家族との関係構築、家族の代弁、介護職への助言や教育などが含まれます。

外来看護師は、患者の経年的変化を把握しやすく、長い通院歴を持つ患者との関係構築が容易です。家族との連携もしやすいですが、外来患者は終末期の実感を持ちにくいことがあります。しかし、ACP導入の機会を作ることも可能です。

訪問看護師は在宅療養において中心的な役割を果たします。医師より患者や家族に近い立場で、医療・看護ケアの提供、日常生活の支援、住宅環境の調整、多職種との連携を担います。在宅療養には欠かせない存在です。

② 医師

患者が入院、外来、訪問の各段階で主治医が異なることがあります。医師は治療方針の決定、症状の緩和、病状の説明、方向性の決定、臨終時の死亡確認など、医療面で中心的な役割を担います。しかし、診察時間に限りがあること、一人の主治医がすべてを担うことの難しさ（特に夜間や休日の急変時）もあります。これにより、医師同士、また多職種との連携が重要となります。

③ ケアマネジャー（介護支援専門員）

要介護認定を受けた人のケアプラン立案に関わり、特に在宅療養において中心的な役割を果たします。療養者の状態を確認し、患者や家族と相談しながら、適切な介護サービスを選定します。

④ MSW（医療ソーシャルワーカー）

MSWは主に病院や保健所で活躍しています。厚生労働省の指針によれば、主な業務は療養中の心理的・社会的問題の解決、調整援助、退院援助、社会復帰援助、受診・受療援助、経済的問題の解決・調整援助、地域活動などです。患者や家族と信頼関係を築きながら、相談事や問題を明確に抽出し、各職種との調整を行います。入退院や受診時の相談、関係機関との調整・連携なども担当し、必要や希望に応じて終末期の療養場所の調整も行います。

⑤ 薬剤師

終末期には症状緩和のために多様な薬剤が必要になることがありますが、病状の進行によって薬の整理も必要になることがあります。状態の変化に応じて適正な投与量が異なるため、主治医や看護師、介護職と相談しながら投与法や量、管理方法を調整します。在宅療養では、訪問薬剤師が薬の管理を担い、医師・看護師と連携してコンプライアンスやアドヒアランスの向上に貢献します。

⑥ リハビリテーション専門職

症状緩和、ポジショニング、リラクゼーション、福祉用具の活用提案、環境調整などを行います。患者の状態や希望に応じて介入し、終末期リハビリテーションのエビデンスはまだ不十分ですが、疾患によってはその有用性が注目されています。

⑦ 介護職

終末期に限らず、疾患や加齢に伴い日常生活の様々な援助が必要になります。施設や在宅療養では日常的なケアを介護職が担い、療養者の身体的・精神的支えとなります。医学的側面に関しては、看護師や他職種との連携が必要です。

⑧ その他

地域包括支援センターや保健所、社会福祉協議会では、各種相談員が活動します。具体的なサービス利用には、サービス事業者や福祉用具レンタル事業所が実際に関与します。

看護計画について（終末期における看護計画の立案）

看護計画とは、看護過程における一つの段階です。対象となる患者のアセスメントを行い、それをもとに、看護診断を行い、そして看護計画を立てます。その計画をもとに看護を実施し、評価し計画の見直し・修正を行います。終末期における看護計画を立案する際には「患者・家族参加」「症状緩和」「QOLの保持・向上」を重視する視点を持つことが大事です。

終末期医療における看護師の役割

看護師は、患者や家族への意思決定支援、診療の補助としての医療的ケアや処置、療養上の世話としての日常的なケア、多職種との橋渡し、患者や家族へのサポートや精神的ケア、などの重要な役割（**看護実践**）を担います＊。細かく見ていきましょう。

①意思決定支援
・本人が「最後はこうありたい」という思いを表出し、それを患者自身の意思で選択・決定できるようにすることが重要
・必要なケアが包括的に提供される環境を整える。そのために以下のことを意識する

　　- 医療従事者から意思決定に必要な情報が十分与えられること
　　- 患者との話し合いを繰り返し、思いの表出を促し、受け止めること
　　- 一度決定した意思は何時でも変えられることを十分に伝えること

②診療の補助（症状のアセスメント・マネジメント）
・患者の病状を把握し、今後どのようなことが起こるのか、また起こった場合はどのように対処するか、ということを常に意識する
・疾患や症状に対する正しい知識を持つ
・疼痛コントロールなど身体症状に対するケア
・治療の選択の支援（どのような治療を受けたいか、または受けたくないか）

③療養上の身体的・精神的ケア
・日々の生活の中で、揺れ動く気持ちにいち早く気づき、細やかに対応する
・「どのように死をむかえるか」ばかりに気を取られず、当たり前に行ってきた生活ができなくなることにも目を向け、「これまでの人生」を尊重することで一人の人間としての尊厳を保持する
・自己の存在を肯定的にとらえ、生きる意味や目的を見出すことができ、自分を大切に思えるよう支援する
・その人自身の人生の幸福や人生の質とは何か考え意識化する
・日々のケアを通し小さな状態変化に気づきより良いケアにつながるようアンテナを張る

④多職種との連携
・患者の意思を尊重し、患者の代弁者として医師と話し合う
　一番患者に近い立場にいることで、多職種には明かせない本音などを垣間見ることができ、それらの思いを受け止め、共感することができる
・必要な支援について理解し、職種間の橋渡しを行う（医師、リハビリ、MSW、薬剤師など）

＊…を担います　①日本看護協会のホームページ（https://www.nurse.or.jp/nursing/rinri/text/basic/problem/jinsei.html）②長江弘子，看護実践にいかすエンド・オブ・ライフケア第2版. 日本看護協会出版会，2018

⑤患者や家族へのサポートや精神的ケア（悲嘆ケア）

・患者やその家族の悲嘆・喪失に対してのケア
・家族に対して：家族としての時間を意識する　大切な人との関係性の保持・強化
・家族の思いと、本人の思いが一致しない場合のケア

⑥社会的配慮

・制度上の問題、手続き、経済的問題などに対しての配慮も必要
・必要に応じてMSW、ケアマネジャー、相談員、地域包括支援センターの職員などに紹介や連携が取れるよう心掛ける

バッドニュースの伝え方「SHARE」

　臨床現場では、患者さんに悪い知らせ（**バッドニュース**）を伝える必要がある場面があります。悪い知らせを伝える際には、患者の負担を最小限に抑え、自立心や自尊心を守り、不安や恐怖を増大させないよう配慮する必要があります。このための方法としてSHARE」があります。

　SHAREは、医師や他の専門職種が行うこともありますが、共感的対応に関する部分は日々のケアにも応用できます。これは、がん患者に限らず、終末期の患者さんにも適用可能です。

　SHAREは、①面談の準備➡②面談の実施➡③悪い知らせを伝える➡④治療を含め今後のことについて話し合う➡⑤面談をまとめる、という流れで進めます。

▼SHARE

S： Supportive environment （支持的な環境）	・十分な時間を設定する ・プライバシーが保たれ、落ち着いた環境を設定する ・面談が中断しないように配慮する ・家族の同席を勧める
H： How to deliver the bad News （悪い知らせの伝え方）	・正直に、わかりやすく、丁寧に伝える ・患者の納得が得られるように説明する ・はっきりと伝えるが「がん」という言葉を繰り返さない ・言葉は注意深く選択し、適切に婉曲的な表現を用いる ・質問を促し、その質問に答える
A： Additional Information （付加的な情報）	・今後の治療方針を話し合う ・患者個人への日常生活への病気の影響について話し合う ・患者が相談や気がかりを話すよう促す ・患者の希望があれば代替療法やセカンド・オピニオン、余命等の話題を取り上げる
RE： Reassurance and Emotional support （安心感と情緒的サポート）	・優しさと思いやりを示す ・患者の感情表出を促し、患者が感情を表出できたら受け止める ・家族に対しても患者同様の配慮を行う ・患者の希望を維持する ・「一緒に取り組みましょうね」などの言葉をかける

出典：終末期ケア専門士テキストP198-199

ケアのやるべきこと、やってはいけないこと

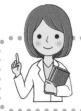

限られた時間の中でより良いケアになるためにはどうするか、やるべきことや差し控えの問題についても考えていきましょう。

理想の死とは？

終末期ケアというのは、死を迎えるためのケアではなく、最後までその人らしく生きるためのケアです。ここでは誤解を招くかもしれませんが、**「理想の死」**とは何かを考えてみましょう。生き方自体が人それぞれ違うため議論は複雑ですが、死が避けられない我々にとって、緩和ケアの究極の目標は「その人らしい生を全うする」ことと同時に「望ましい死の達成」と「満足度」の獲得ともさ

れています。海外では早くからこの理想の死（good death）について研究されてきましたし、日本でも様々な調査を通じて、「日本人にとって望ましい死」がわかってきました。それをもとに、宮下らにより**GDI**＊が開発されました＊。多くの人に共通する10項目（コア10ドメイン）と、人によって異なる8項目（オプショナル8ドメイン）で構成されています。

▼GDI

コア10ドメイン	オプショナル8ドメイン
①からだの苦痛が少なく過ごせた ②臨んだ場所で過ごせた ③楽しみになるようなことがあった ④医師を信頼していた ⑤人に迷惑をかけてつらいと感じていた ⑥家族や友人と十分に時間を過ごせた ⑦身の回りのことはたいてい自分でできた ⑧落ち着いた環境で過ごせた ⑨ひととして大切にされていた ⑩人生を全うしたと感じていた	①納得がいくまで治療を受けられた ②自然に近いかたちで過ごせた ③大切な人に伝えたいことを伝えられた ④先ざきに起こることを詳しく知っていた ⑤病気や死を意識せずに過ごせた ⑥他人に弱った姿を見せてつらいと感じていた ⑦生きていることに価値を感じられた ⑧信仰に支えられていた

＊**GDI** Good Death Inventoryの略。

＊…**開発されました** Miyashita M, et al: Good Death Inventory: A measure for evaluating good death from the bereaved family member's perspective. J Pain Symptom Manage, 35(5): 486-498, 2008

栄養・薬・医療行為などをいつまで続けるかという問題

"**延命治療**をしない"という選択について、一般的な誤解の一つは「全ての治療を停止する」というものです。実際には、終末期の現場で心臓マッサージ、気管内挿管、人工呼吸器管理、電気ショックなどの蘇生措置は患者や家族の意向に基づいて差し控えられることもありますが、酸素投与や点滴、既存の内服薬治療などの医療行為は継続されることが多いです。治療の継続や中止の判断は複雑な問題で、「現在行っている治療の中止」と「治療自体の差し控え」の二つがあります。

海外では、これらの選択は倫理的に等価と判断されることが多いですが、日本では既に開始した治療を中止することにハードルが高い傾向があります。例えば、一度始めた人工呼吸器は抜管基準を満たさない限り中止が難しいです。胃瘻栄養や人工透析の場合も、ガイドラインが提供されているものの、一度開始した後の中止は依然として困難です。これらの治療に関しては、病状や患者の意向を踏まえながら、医療チームと家族で慎重に話し合いを行うことが重要です。

抗がん剤治療をいつまで続けるかも重要な課題です。抗がん剤の目的は生存期間の延長とQOLの向上ですが、効果が見られず副作用が顕著になる場合、治療の意義は問われます。近年の経口抗がん剤（分子標的薬や免疫チェックポイント阻害薬など）の発展により、副作用が軽減されQOLの維持が可能になることが多く、治療の中止の判断はさらに難しくなっています。積極的治療を中止しベスト・サポーティブ・ケアへ移行するタイミングには明確な基準はなく、患者本人や家族との綿密な話し合いが必要です。他職種や専門職種と協力し、治療の中止に伴うメリットとデメリット、予後の予測、患者の価値観や希望を考慮し、共同意思決定（shared decision making）を進めることが重要です。

事前意思確認については後述しますが（ACPの章、➡ p.42参照）、事前に患者の意思がはっきりしており、「延命治療や特定の治療を行うか否か」が明確な場合もあります。しかし、緊急時に患者の意思が変わることは珍しくなく、そのため状況に応じて都度確認する必要があります。事前に意思が確認できても、予期せぬ急変や病状の悪化、予想外の急性疾患発症（例えば脳血管疾患など）が発生した場合、治療の中止や差し控えは難しいことがあります。

治療中止や差し控えの判断には倫理的問題が伴うため、その検討には、後述する「**臨床倫理4分割表**」や「**お試し期間（Time-limited trial）**」が有効です。これらにより、患者・家族と医療者の間で想定のギャップを埋め、適切な治療方針を共有することが重要です。

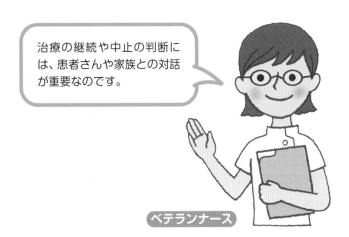

治療の継続や中止の判断には、患者さんや家族との対話が重要なのです。

ベテランナース

臨床倫理4分割表

倫理とは、社会生活を送る上での一般的なルール（いわゆるモラル）です。**医療倫理**には、「**四原則**」というものがあります。

①**自己決定の尊重原則**（患者の意思決定を尊重する）
②**善行原則**（患者にとって善いことをする）
③**無危害原則**（患者に害をあたえないようにする）
④**公正原則**（医療資源を公正に分配する）

しかし、四原則は重要な原則でありながら、ときに価値観や立場、そして医療資源の充足度合いにより優先度が変わることがあるので注意が必要です。例えば、人工呼吸器が1台しかない状況で重症肺炎患者が二人いるとします。一人は20代、もう一人は90代です。「どちらに用いるか？」という選択を迫られたとき、その人の余命、基礎疾患、社会的立場、希望の強さなど、何をもって善行、無危害、公正とするのかは非常に難しい問題です。

こうした倫理的ジレンマを感じる場合、「**臨床倫理4分割表**」という手法が推奨されます。チームカンファレンスなどにも用いられ、問題の整理に非常に有効です。

▼臨床倫理4分割表

医学的適応（②③に関連）	患者の状態・意向（①に関連）
医学的な問題（診断・予後予測）は？ 治療の妥当性は？ 治療の目標は？ 治療が成功する可能性は？ 治療が成功しない場合の計画は？ 治療適応がなくなる場合の状況は？	判断能力・意思決定能力はあるか？ 価値観や希望は？ 治療やケアに対する思いは？ 事前の意思表示はあるか？ 代理意思決定者は誰か？　妥当か？ コミュニケーションは十分とれているか？
QOL（①②③に関連）	**周囲の状況（④に関連）**
今のQOLはどうか？（苦痛〔身体的・社会的・精神的・スピリチュアル〕の評価） QOLに影響を及ぼす因子は？ 治療やケアが全体的なアウトカムに与える影響は？	家族の意見や家族の負担は？ 周囲の支えになる人の意見や負担は？ 経済的問題は？ 社会支援は？ 医療者側の意見が中心になっていないか？ 病院・施設などの方針に即しているか？ 法律やガイドライン上の問題は？ 慣習や宗教的な問題は？

出典：Jonson AR, et al: The four topics. In: Clinical Ethics. A practical approach to ethical decisions in clinical medicine. 8th ed. New York: McGraw Hill Education, 2015: 9. 参照
　　　一般社団法人　日本看護協会（https://www.nurse.or.jp/nursing/rinri/text/basic/what_is.html）

お試し期間*（Time-limited trial）

　一定期間治療を行い、どのようになるかを検討する手法です。一定期間は疾患により異なりますが、①予後がさらに確実になるまで、②治療の負担や苦痛がどの程度かが理解できるまで、治療を試していきます。医学的な予後や患者の希望を聞きつつ、効果判定の期間およびゴールを患者や家族と相談しながら設定します。

　どのような治療を、どこまでやるかというのはその医療の場によって異なります。例えば、三次救急や救命救急、大学病院などでは、低酸素脳症や重症な脳血管疾患、急に発症したがんなどは集中治療室で集学的治療を行います。一方、小〜中規模の一般急性期病院では、繰り返す誤嚥性肺炎や慢性心不全の急性増悪など、長期罹患の背景を持つ患者もいます。施設や療養型病院において行

える治療には限りがあるかもしれません。その中での話になりますので、お試し期間のゴールも期間も、状況に応じて個別に設定する必要があります。

　個人的な見解ですが、「期間を設定した治療」は、特に慢性疾患を抱えて急性増悪を繰り返す患者のご家族やACPが十分でないご家族にとって、意味があると思います。治療をしないという選択は、どうしても「見捨てられた」というマイナスの感情を引き起こしやすいです。また、慢性疾患の増悪を繰り返す患者のご家族は、「いつまでこの繰り返しが続くのだろう」という感情を抱えることがあります。急性期には感情が乱れていることもあり、これからのことを考え、受け入れるための時間としても有用と考えます。

Time-limited trialは、患者さんにとっての最適な治療法を見つけるためのアプローチですね！

新人ナース

＊お試し期間　Quill TE, et al: Time-limited trials near the end of life. JAMA, 306: 1483-1484, 2011

家族ケア

家族の誰かが病気に罹患すると、その家族の役割や環境に変化が起こります。この変化は**家族システムの"全体性"**と呼ばれ、家族全体に影響を及ぼします。また、家族は変化や安定を繰り返しながら、適応を図る努力をします。この過程で、家族間の相互作用が相乗効果をもたらすことが知られています。家族は本人を支える支援者であると同時に、自らもケアを必要とする対象者です。そのため、各段階や状況に応じた適切な支援が重要です。

家族ケアにおいては、中立性を保つことが重要であり、これを実現するためには家族の意思を尊重し、自分自身の家族観を理解することが不可欠です。

● 時期・段階別の支援

時期・段階別に必要な家族ケアは異なります。

▼時期・段階別に見た家族ケア

病気の判明期	・患者・家族に対する病状説明の理解、本人への告知方法、治療の選択などに関してACPを繰り返し行う。 ・医師からの説明については、患者・家族がより理解しやすいように、簡潔に再説明することがある（希望に応じて再説明のセッティングなどを行う）。
予後が数カ月程度の時期	・今の状態や治療・予後についての理解を確認する。 ・必要に応じて家族の認識と医療側の認識のずれを修正する。 ・心身の苦痛があればアセスメントを行い、目標を共有し適切に対応する。 ・家族にできること、家族が望むことを表出できるよう手助けを行う。 ・必要に応じて多職種との連携を行い、望むような生の全うを支援する。
臨死期	・医師の説明の後、患者が亡くなるまでの経過に関する理解が不十分な部分を補足する。 ・具体的な体の変化などに関する説明や日々のケアの方法を説明し、家族が安心して付き添っていけるような環境を整えるよう配慮する。 ・家族がケアに参加できる機会を設けることで、また本人のためにできていることを伝えると安心感にもつながる。

● 生活における支援

家族役割の変化、生活上の制約、家族内コミュニケーションなどの様々な問題に対し、家族内での役割分担を再確認し、利用可能な社会制度に関する情報を専門職から提供する橋渡しを行います。これにより、誰か一人に負担が集中しないよう配慮をすることが重要です。

● 意思決定における支援

患者が直面する延命治療や治療の選択、症状改善の方法、療養場所の選択など、多くの重要な決断について、十分な説明と理解を確保することは不可欠です。本人の意向が不明な場合は、その人の過去の生活様式、性格、価値観に焦点を当てた議論を行い、本人らしい決定を支援します。また、決定後に不安を感じる家族が多いため、ポジティブなフィードバックを提供し、不安を表出する機会を作ることが大切です。これにより、いつでも話ができる安心感と信頼関係を築くことが重要です。

配偶者のニーズ

病院における終末期患者および死亡患者の**配偶者ニーズ**については、以下の点が挙げられています。ただし、これらのニーズは全員に当てはまるわけではありません。終末期には多くの問題が発生し、環境の変化も伴い、自分自身でも混乱し、ニーズを明確に表出できない場合もあります。そのような場合、こちらから積極的に話を聞くことで、より適切な支援につながると考えられます。

▼終末期患者および死亡患者の配偶者ニーズ

①死にゆく人と共に居たいというニーズ
②死にゆく人の役に立ちたいというニーズ
③死にゆく人の安楽の保証に関するニーズ
④患者の状態を知りたいというニーズ
⑤死期が近づいたことを知りたいというニーズ、医療従事者に対する受容と支持と慰めに対するニーズ
⑥感情を表出したいというニーズ
⑦家族メンバーによる慰めと支えに対するニーズ
⑧医療保健専門識者による需要と支持と慰めに対するニーズ

出典：S.O.Hampe・著, 中西陸子, 浅岡明子・訳. 病院における終末期患者および死亡患者の配偶者のニード, 看護研究.
　　 10 (5)：386-397, 1977

患者さん本人だけでなく、患者家族の想いにも配慮しましょう。

新人ナース

グリーフケア

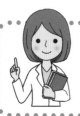

グリーフケアに対する知識を深め、どこで看取ることになっても残された人々が「残りの人生をよりよく生きていくための看取り」になるように心がけましょう。

グリーフとは

グリーフ (悲嘆) とは、「大切なものを失う悲しみ」であり、「喪失に伴って起こる一連の心理過程で経験される落胆や絶望といった情動的体験」とされています。その強さや程度、過程には個人差があり、様々な理論に基づく段階が提案されています。こうした反応は、一般的には誰にでも起こりうる正常な反応で、症状や程度も人によって異なりますが、多くの人は時間の経過と共に回復し、6か月をピークに症状が軽減することが多いとされています。

▼グリーフに伴い起こりうる反応

カテゴリー	反応や症状
生理的・身体的反応	睡眠障害、食欲低下、易疲労感、頭痛・めまい、呼吸器症状、消化器症状 など
心理的反応 (感情的反応)	抑うつ、絶望感、悲しみ、不安、恐怖、苛立ち、罪悪感、自責の念、ショック、無感覚、無力感、孤独感、解放感、安堵感 など
認知的反応	非現実感、混乱、亡くなった事実への否認、故人への囚われ、幻覚、記憶力や集中力の低下 など
行動的反応	動揺や緊張、落ち着かなさ、行動力の低下、過活動、社会的な引きこもり、故人の死を突き止めようとする探索行動、涙が止まらない、故人を思い出すものを回避する、故人の所有物を大切にする など

出典：吉田沙蘭：喪失と悲嘆，「いのちの終わりにどう関わるか」(木澤義之，他／編)，医学書院：pp256-272, 2018
Maciejewski PK, et al: An empirical examination of the stage theory of grief. JAMA, 297: 716-723, 2007

複雑性悲嘆

悲嘆の程度や期間が通常の範囲を超え、日常生活に支障をきたすほどに症状が出る場合は「**複雑性悲嘆**」と呼ばれます。この状態では、カウンセリングや認知行動療法などの専門的な医療介入が必要となるため、適切な支援を受けられるようにすることが重要です。

特にリスクが高まるのは、急死、自死、事故、犯罪被害による喪失、同時または連続して起こる死の場合、対象が幼い子供である場合などです。また、残された人に精神的問題（既往も含む）がある場合、パーソナリティの問題、非常に深い愛着関係や依存関係にある場合、社会的に表出しづらい喪失（中絶など）もリスク要因とされています。

● 公認されない悲嘆

社会的な理由や規範により、公に感情を表現しにくい場合、孤独なグリーフとなることがあります。例えば、亡くなった人との関係が公的に認められにくい場合（事実婚やパートナーシップなど）、流産や死産（「次の機会がある」といった期待をかけられることが深いグリーフにつながることがある）、ペットの喪失、中絶や自死などの亡くなり方についての社会的見解が分かれる場合などは、公に悲しみを表出しにくく、複雑性悲嘆を引き起こす可能性があります。

● 予期的悲嘆（予期悲嘆）

予期的悲嘆とは、「潜在的な喪失に対する苦痛の表現」と定義され、未来に対する不安や予想される喪失から起こる反応です。これは、誰しもが経験する可能性があります。特に、重篤な病気の診断を受けたり、再発・転移などの告知を受けたりする際、または病気が進行し死を意識せざるを得ない状況で起こりやすいとされます。予期的悲嘆へのケアでは、「未来（死亡後）」のグリーフの予防が目的ではなく、「いま」辛いのだという家族の苦痛を適切に受け止める必要があります。

● 曖昧な喪失

失踪や行方不明のように、身体的な状況が不明な場合、または認知症や精神疾患のように心理的な関係を築きにくい状況などは、**曖昧な喪失**と呼ばれます。長期にわたって不確実な状況に直面し、繰り返しグリーフや喪失感を経験することで、複雑性悲嘆を引き起こす可能性があります。

「悲嘆させない」ということではなく、「いま」「ここ」の辛さに目を向けて支えることが大事なんですね。

新人ナース

医療・福祉関係者のグリーフ

悲嘆は家族だけでなく、患者やその家族と直面する医療・福祉関係者にも起こり得るとされています。しかし、医療・福祉関係者はしばしば、悲しんでいる家族を前に自身のグリーフを抑え込む傾向にあります。また、忙しい業務の中で、個々の感情に丁寧に向き合う時間をとれないことが、バーンアウトや感情疲労などのリスクを高めることがあります。特に看護師など患者と向き合う職種では、個人のセルフケアに加え、組織的なサポートが重要視されています。

悲嘆反応は誰もが経験する自然なことであることを意識し、同僚との話し合い、終末期ケアの教育、仕事の割り当てやスケジュールの適切な管理、必要に応じたカウンセリングの利用を通じて、自分の癒しに注意を向け、対処方法を増やしていけるよう心掛けましょう。また、組織レベルでの取り組みも進める必要があります。

悲しみへの配慮

グリーフは、乗り越えたり、克服したり、忘れたりするものではなく、ありのままに悲しみを受け入れ、大切なものが失われた世界を自分なりに生きていくことです。必要なのは、励ますことや乗り越えさせようとすることではなく、その人自身のレジリエンス（回復力や困難を乗り越える力）を信じて、ただ支えることです。そうすることで、いずれ自分自身の力でグリーフと共に生きていけるようになり、この力が他者へのケアにつながります。

グリーフサポートとして、様々な公的・私的なサポートがあります。特に「**遺族会**」には、当事者同士がグリーフを共有し、相互にサポートすることを目的としたものから、専門職がサポートするものまであります。

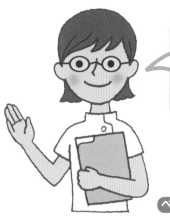

患者さんを見送ることは、私たちに看護師にとっても心に大きな影響を与えます。悲しむのは自然なことだから、自分の感情を抑え込まないで！自分自身の感情に注意を向け、必要に応じてサポートを求めましょう。

ベテランナース

chapter 2

Advance Care Planning (ACP)

本書を手に取っていただいた皆さんは、
ACPという言葉を聞いたことはあるでしょう。
しかし、その正確な意味や、近い概念のことば（人生会議、PNAR、
リビングウィル）との違いを整理して理解している方は限られるかもしれません。
ここでは、これらの用語を整理し、具体的に何を目指してACPを
行っていくかをデータや文献を交えて解説していきます。

ACPとは

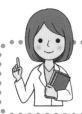

ACPはadvance care "plan"ではなく "planning"であり、現在進行形というのがポイントです。

そもそもACPっていったい何？

　ACPとは、advance care planning（アドバンス・ケア・プランニング）の略です。

　定義について見てみましょう。海外でも国内でもいくつかの定義が提案されており、多少の文言の違いはありますが、「**将来、意思決定をする能力が低下したときに備えて、治療方針・療養について**の気がかりや自分が大切にしてきた価値観を、患者・家族（ないしその近しい人）と医療者が共有し、ケアを計画する包括的な【プロセス】」とされることが多いです＊。ただし、この先、医療や時代の変化に伴って、また新たな概念や定義が出てくるかもしれません。

人生会議

　ACPを端的にいうと、「患者の価値観を共有しケアに反映させるための話し合い」です。厚生労働省はこれを「**人生会議**」として普及・啓発活動を行っています。

人生会議ホームページと▶
パンフレット

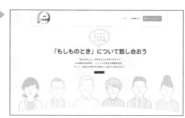

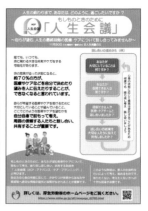

出典：https://www.med.kobe-u.ac.jp/jinsei/、https://www.mhlw.go.jp/content/10802000/000536088.pdf

---

＊…**が多いです**　The NHS End of Life Care Program: Advance Care Planning: A Guide for Health and Social Care Staff (https://www.ncpc.org.uk/sites/defauit/files/AdvanceCarePlanning.pdf)
厚生労働省：人生の最終段階における医療・ケアの決定プロセスに関するガイドライン 解説編, 2018
日本医師会：終末期医療　アドバンス・ケア・プランニング (ACP) から考える, 2018
日本老年医学会：ACP推進に関する提言, 2019

ACPとは治療の言質を取ることではない

　ここで注意して欲しいのは、ACPとは単に「延命措置は希望しません」とか「苦痛のないように過ごしたいです」といった言質を取ることや方針を決定することが目的ではないということです。また、「一回話し合えばそれで終わり・その結論をずっとそのまま適用し続けられる」ということで

もありません。繰り返しアップデートすることが必要です。

　時間や身体状況、環境と共に変化し続ける患者や家族、近しい人たちの気持ちに寄り添い、意思決定を支援し続けることが何より重要です。

DNARとかと何が違うの？

　DNAR＊とは、「心停止時に適応がない心肺蘇生をしない」という意味です（蘇生の可能性があってもなくても心停止時に心肺蘇生をしない、という**DNR**＊とは少し異なり、"適応がない"というニュアンスが含まれています）。近年では、入院時、施設入所時や転院時などに、ルーチンで延命措置の希望を尋ねたり明言化・文章化したりする流れがあります。特に施設に入所するときは、病院を受診するかどうか、このような状態のときに

はどうするか（例えば肺炎のとき、食事がとれないときなど）など、事細かに希望を聞いている施設が多いように感じます。

　また、DNARより広い概念として**生命維持治療に関する医師指示書（POLST**＊）というものがあります。人工呼吸器や挿管管理、電気ショック、昇圧剤、胃瘻、中心静脈栄養などを含めた医療行為についての指示書になります（詳細は日本集中治療学会HP＊）。

人生の最終段階の患者が増加する

　日本の高齢化率は28.9％と30％に迫る勢いにあり、さらに高齢者の一人暮らしが増加傾向にあります＊。また、高齢化により人生の最終段階（この本での終末期）の患者が増加します。認知症などの意思決定能力が十分ではない患者が増加し、約70％の患者で意思決定能力が喪失していたと

いう報告＊があります。ケアや医療の方向に悩むことや過不足のある医療を行ってしまう危険、それにともなう医療費の増大などが予想されます。

　これらの問題に対応することや、なにより患者自身、ひいては自分自身のより良い生のために、ACPが推進されてきているのです。

＊ **DNAR**　Do Not Attempt Resuscitationの略。心停止時に適応がない心肺蘇生をしない。
＊ **DNR**　Do Not Resuscitateの略。
＊ **POLST**　Physician Orders for Life-Sustaining Treatmentの略。生命維持治療に関する医師指示書。
＊ **日本集中治療学会HP**　日本集中医療学会．生命維持治療に関する医師による指示書（Physician Orders for Life-sustaining Treatment, POLST）とDo Not Attempt Resuscitation（DNAR）指示，日集中医誌 2017; 24: 216-26. （https://www.jsicm.org/pdf/DNAR20161216_kangae_02.pdf ）
＊ **…増加傾向にあります**　令和4年版・高齢社会白書（https://www8.cao.go.jp/kourei/whitepaper/w-2022/zenbun/04pdf_index.html）
＊ **…という報告**　Maria J. Silveira et al. Advance Directives and Outcomes of Surrogate Decision Making before Death: N Engl J Med, 362: 1211-1218, 2010

リビングウィルと事前指示

　DNARやPOLISTより上位概念に、**リビングウィル（LW＊）**や後述する**事前指示（AD＊）**があります。以下の概念図で示すとおり、これらを全部含めて**ACP**です。ACPとは前述したように、「価値観を共有するプロセス」ですので、これらの医療の意向だけではなく、患者の価値観や背景、なぜして欲しいのか、して欲しくないのか、そういったことを話し合いながら共有することそのものなのです。

　ただ、再度強調しますが、延命措置などに対する言質を取ることを目的にしてしまうとそこで止まってしまうので、そこに至るまでの患者や家族、近しい人たちの考えまで、ぜひ感じ取って話し合っていただきたいと思います。

▼ACPと関連用語の概念図

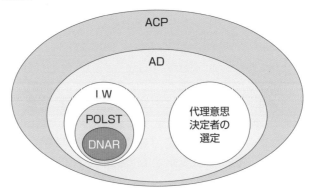

ACPが広まった背景にはどのようなものがあるの？

　ACPが注目されてきたのは1990年代半ばからとされています。それまではいわゆる事前指示（AD）といって患者の延命治療の意向を示したものがメインでした。これはLWと代理人指示を柱としたものです。LWとはあらかじめ意思決定能力を失った場合に備えて、自分の希望する処置・希望しない処置を文章化したものです。ADが重要視された社会的背景としては、特に米国において患者の権利運動や医療費の問題などを踏まえ、むやみやたらな延命治療について見直そうという流れができ、それが世界中に広まり、制度化までされたからです。ところが、ADがあっても、なぜか希望どおりの医療を受けられなかったり、患者・家族の満足度が上がったりするわけでもなかったのです＊。

　そこから国内外で様々な介入や研究が進み、現在も進行中です。その中で、「重要なのはADの確認やそれを取り明言化することというより、そのプロセスそのものや、そのプロセスを共有することである」というのが現在のACPの考え方です。

＊ **LW**　Living Willの略。自分の希望する処置・希望しない処置を文章化したもの。
＊ **AD**　Advance Directiveの略。延命治療の意向を示したもの。LWと代理意思決定者の選定に分かれる。
＊…**なかったのです**　The SUPPORT principal Investigators. JAMA, 274(20): 1591-1598, 1995

わが国におけるACP

近年、わが国でもACPへの注目が高まってきていますので、背景について少し触れたいと思います。

2017（平成29）年度と少し古いのですが、厚生労働省から「人生の最終段階における医療に関する意識調査＊」が公表されています。5年以上前の意識調査ですが、そもそもACPについて一般国民の75.5%が「知らない」と答えています。（ほかには「よく知っている」3.3%、「聞いたことはあるがよく知らない」19.2%という結果です）。しかし、よく知らないけど、64.9%の人はACPに賛成なのです（医療従事者や介護職員は8割近くが賛成と答えています）。賛成ではあるものの行われなかった理由は、半数以上の人が「話し合うきっかけがなかった」からと答えています。

これを考えると、きっかけがあればそれなりにACPは進んでいくのかもしれません。しかし、注意したいのは「話し合う必要性を感じなかった」という人が3割ほどいるということです。そもそも、人生の最終段階における医療などについて、「話し合ったことがない」という人の割合自体が半数以上となっています。

一概にはいえませんが、わが国においては、終末期を見据えた話し合いなどをするときには「日本特有の困難さ」が存在すると思われます。宗教的な背景を基にした死生観や倫理観、死を話題にすることのタブー視、「縁起でもないことは口にしたくない」という心理などがあり、われわれ医療者としても話し合いの土俵に上がるうえで困難さを感じることは少なくありません。

▼人生の最終段階における医療に関する意識調査2018（平成30）年3月

ACPの認知について

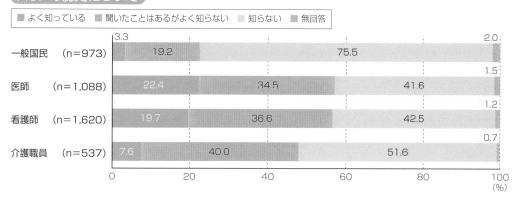

ACPの賛否について

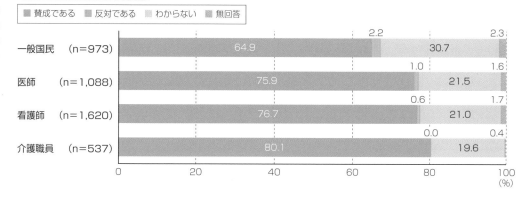

＊…関する意識調査　人生の最終段階における医療の普及・啓発の在り方に関する検討会，人生の最終段階における医療に関する意識調査 (https://www.mhlw.go.jp/toukei/list/dl/saisyuiryo_a_h29.pdf)

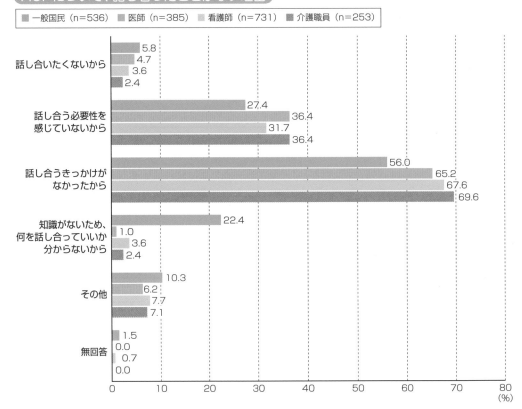

ACP について、話し合ったことがない理由

凡例：■ 一般国民（n=536）　■ 医師（n=385）　■ 看護師（n=731）　■ 介護職員（n=253）

話し合いたくないから
- 5.8
- 4.7
- 3.6
- 2.4

話し合う必要性を感じていないから
- 27.4
- 36.4
- 31.7
- 36.4

話し合うきっかけがなかったから
- 56.0
- 65.2
- 67.6
- 69.6

知識がないため、何を話し合っていいか分からないから
- 22.4
- 1.0
- 3.6
- 2.4

その他
- 10.3
- 6.2
- 7.7
- 7.1

無回答
- 1.5
- 0.0
- 0.7
- 0.0

出典：人生の最終段階における医療の普及・啓発の在り方に関する検討会，人生の最終段階における医療に関する意識調査
（https://www.mhlw.go.jp/toukei/list/dl/saisyuiryo_a_h29.pdf）

「言わずもがな」という日本文化の影響

　また、「以心伝心」「阿吽の呼吸」などといった言葉にも表されるように、日本には「言わずもがな」を美徳とする文化も存在します。さらに、自己よりも和を重んじる風潮があり、なかなか自己主張が難しかったりします。日本とアメリカの倫理的意思決定と患者の自主性について調べた論文＊では、日本人は自分自身のことであってもその決定を医療者や家族に任せる傾向があること、医療者側も患者自身よりも家族や医療者の意思決定に頼りがちであるという報告があります。

　さらに、法的な問題でいうと、事前の意思表示、生命維持治療に関する医師指示書（POLST）の法制化がなされていないため、その効力や効果に実感が持てないということもあります。

＊…調べた論文で　Ruhnke GW, et al.: Ethical decision making and patient autonomy: a comparison of physicians and patients in Japan and the United States. Chest, 118（4）: 1172-1182, 2000

患者の意思決定に
どのように関わるか

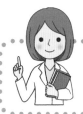

実際のACPの進め方について学んでいきましょう。いつ、誰と、どうやって、どんなことを話し合うか、に分けて考えます。

話し合うタイミングは？

実は、いつACPをいつ行うべきかについて、明らかなコンセンサスはありません。「早すぎると不明確になり、遅すぎると行われないため、タイミングを逃さない実施が必要」という報告＊もありますが、「ACPを実施するのに遅すぎることも早すぎることもない」と思います。

一般的には、症状が比較的安定しているときや判断が差し迫っていないときの方がいいといわれています。しかし、あまりに症状が安定しているときに、いきなり「終末期について考えていますか？」と言われても現実味はないでしょう。前述の意識調査では、ACPを行うきっかけとなったのは、「ご家族の死や病気」「自分の病気」「メディアからの情報」などとされています。

経験則ではありますが、環境が変わったときといつのは一つのきっかけになると思います。入院したとき、療養場所が変わったとき、などがその代表です。筆者は、入院時に患者やご家族に聞いてみることが多いです。また、「万が一のことなど考えたことがなかった」とおっしゃる方も多いので、「これを機会に一度考えてみませんか」とお伝えしています。実際に話し合われることがないまま、ということもあるのですが、意識を向けることの手助けになっていると思います。また、一度にやろうと思わず、複数回に分けて少しずつ実施することも負担軽減には有用です。

＊…**という報告**　Billins JA, et al. Strategic targeting of advance care planning interventions: the Goldilocks phenomenon. JAMA Intern Med, 174 (4) : 620-624, 2014

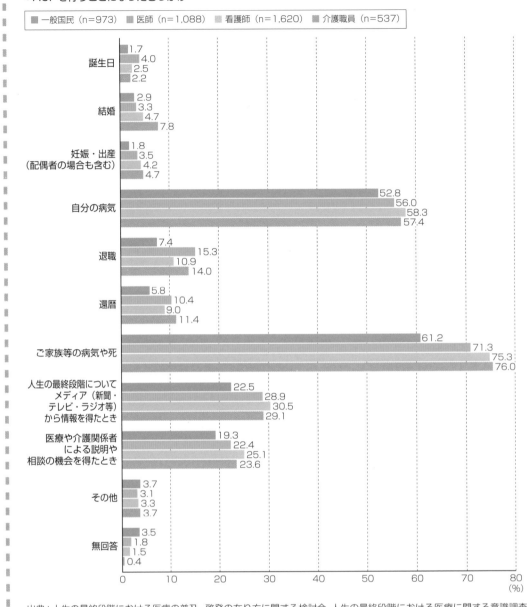

▼ACPを行うことになったきっかけ

■一般国民（n=973）　■医師（n=1,088）　□看護師（n=1,620）　■介護職員（n=537）

項目	一般国民	医師	看護師	介護職員
誕生日	1.7	4.0	2.5	2.2
結婚	2.9	3.3	4.7	7.8
妊娠・出産（配偶者の場合も含む）	1.8	3.5	4.2	4.7
自分の病気	52.8	56.0	58.3	57.4
退職	7.4	15.3	10.9	14.0
還暦	5.8	10.4	9.0	11.4
ご家族等の病気や死	61.2	71.3	75.3	76.0
人生の最終段階についてメディア（新聞・テレビ・ラジオ等）から情報を得たとき	22.5	28.9	30.5	29.1
医療や介護関係者による説明や相談の機会を得たとき	19.3	22.4	25.1	23.6
その他	3.7	3.1	3.3	3.7
無回答	3.5	1.8	1.5	0.4

(%)

出典：人生の最終段階における医療の普及・啓発の在り方に関する検討会，人生の最終段階における医療に関する意識調査
（https://www.mhlw.go.jp/toukei/list/dl/saisyuiryo_a_h29.pdf）

ACPの対象は？

　理想を言えばACPはすべての患者と実施すべきでしょう。ただ、日々の時間は限られていますので、臨床では、ACPが必要であろう患者をスクリーニングする必要があるでしょう。その方法として**サプライズクエスチョン（surprise question）**がよく活用されています。これは「この患者が1年以内に亡くなったら驚きませんか」という質問にYes（つまり、1年以内に亡くなっても驚かない）であれば、終末期に備えてACPを実施するのがいいという考え方の質問です＊

　厚生労働省の資料＊では、**SPICT-JP**＊の活用についても紹介しています。これは、「健康状態が悪化するリスク、あるいは亡くなるリスクのある方を同定し、その方々の支持療法・緩和ケアにおける満たされていないニーズを評価するガイド」とされています。

予後予測ツールの活用

　様々な**予後予測ツール**が利用可能（chapter5を参照）ですが、実際の臨床現場では「最後の1か月がいつ訪れるか」は正確に予測するのが難しいことが多いです。急変や急性疾患により、終末期の話し合いが遅れることもあり、十分な話し合いが行えずに終末期を迎えることもあります。このため、比較的安定しているときから終末期に関する話し合いの意識を持つことが重要です。

　一方で、「予後を知りたくない」や「縁起でもないことを話したくない」という考えを持つ方もいます。このような方々に対して強引に話し合いを進めるのは避け、いつでも話し合いができるように扉を開けておくことが大切です。患者の意志を尊重し、知りたくないという権利も大事にすることが必要です。

＊…質問です　White N, et al.: How accurate is the 'Surprise Question' at identifying at the end of life? A systematic review and meta-analysis. BMC Med, 15 (1) : 139, 2017
Hamano J, et al.: Surprise Questions for survival prediction in patients with advanced cancer: a multicenter prospective cohort study. Oncologist, 20 (7) : 839-44, 2015
＊**厚生労働省の資料**　厚生労働省, 第1回人生の最終段階における医療の普及・啓発の在り方に関する検討会（平成29年8月3日）資料3（https://www.mhlw.go.jp/stf/shingi2/0000173574.html）
＊SPICT-JP　Supportive and Palliative Care Indicator Toolの略。

誰と話し合うか

ACPで、本人と共に話し合うべき主な相手は「家族」や「近しい人」です。ただ、正しい医療知識があるとは限りません。経験や先入観に基づく誤解が生じやすいため、正しい医療情報を共有し、患者・家族（親族）の知識をアップデートすることが重要です。

● 会話の始め方

会話を始める際は、患者さんの病気に対する理解を確認しつつ、感情に焦点を当てましょう。「ご自身の体調や病気についてどう理解していますか」「ご家族とは何を話し合いましたか」と質問します。同様に、家族にも患者の病気への理解や感じていることを尋ねます。

● 会話の締めくくり

会話の締めくくりには、「どのように理解されたか教えていただけますか」と確認するAsk-Tell-Askスキル＊を用いてもよいでしょう。ただし、時には失礼に捉えられることもあるため、「何か疑問があればいつでもご説明します」や時間をおいて「前回の話で不明瞭な点はありませんでしたか」と伝えるのもよいでしょう。

▼ACPの会話例

> ● 会話の始め方
> 〈患者の捉え方を確認する〉
> 「ご自身の体調や病気について、どのように理解しているか、教えていただけますか」
> 「ご家族や周りの人と考えたり話し合ったりすることはありますか」
> 〈家族の捉え方を確認する〉
> 「患者のご病気についてどのように聞いているか、また、ご家族のみなさんがどのように思っているか、共有させていただけませんか」
> 「この先のことを皆さんで話し合ったりされたことはありますか」

> ● 会話の締めくくり
> 「どのように理解されたか教えていただけますか」
> 「後ほど考えてみて、疑問が出てきたり、ちょっとわかりにくかったなと感じた場合は、何度でもご説明しますので教えてください」
> 日を置いて「先日のお話でわかりにくかったことはありませんでしたか」

どんなことを話し合えばいいの？

ACPよる支援の手助けのツールとして「**Serious illness conversation guide** *（重篤な疾患を持つ患者さんとの話し合いの手引き）」があります。これは米国の緩和ケアチームによって作成され、改訂を重ねて完成した手引きです。日本語版*も発行されています。タイトルに「重篤な疾患を持つ患者さん」とありますが、老衰などの自然な経過で最期を迎える患者に対しても参考になるものです。

そして、「また話し合いましょう」と、次の機会があることを伝えておくこと、いつでも今回の話の内容は変更ができること、を申し添えておくと良いでしょう。前述のとおり、ACPを繰り返しアップデートすることはとても重要です。

▼ACPのエッセンス

- ・治療のゴール
- ・患者の予後や病状に対する理解
- ・許容できない状態（死ぬよりつらい状況、どのような状況になれば救命ではなく緩和ケアを中心に行って欲しいか）
- ・事前指示（行って欲しくない処置や治療。人工呼吸器、カウンターショック、心臓マッサージ、昇圧剤など）
- ・家族と代理意思決定者、その裁量権
- ・話し合った内容の家族およびケアに関わる人との共有（家族内での共有、カルテへの記載など）
- ・今後の療養や治療に関する懸念

アップデートはどうするの？

前述したようにACPは途中でアップデートすることが重要です。この理由は、患者さんやその家族が置かれている状況や死への現実味によって、考え方が変化する可能性があるからです。

例えば「人工呼吸器は絶対に付けない」「透析してまで生きていたくない」「胃瘻は絶対にしない」と考えていた患者でも、人工呼吸器のサポートである程度日常生活を送れる場合や、胃瘻によって適切な投薬ができADL（日常生活動作）が良くなる場合などがあるのです。マイナスのイメージが先行し、「透析をしてすぐに亡くなった知人がいる」というネガティブな情報のみで判断している場合もあります。ですので、そのような考えに至った経緯などを聴くことが重要なのです。

家族にしても「何としてでも、どんな方法でも生きていてほしいと思っていたけれど、病気が進行し苦しむ姿を見るのはつらい。延命が本当に適切な選択なのか」と疑問を抱くことがあります。また、入退院を繰り返していくうちに身体状況が悪化し、前回は乗り切れたけど今回は厳しいかもしれない、という状況に直面することもあります。そのような場合、医療者は事前の指示と治療の医学的妥当性、そして患者の状態が一致しているかを共に考慮する必要があります。

* **Ask-Tell-Askスキル**　Smith TJ, Longo DL: Talking with patients about dying. N Engl J Med, 367(17): 1651-1652, 2012
* **Serious illness conversation guide**　Rietjens JAC, et al. Definition and recommendations for advance care planning: an international consensus supported by the European Association for Palliative Care. Lancet Oncol; 18: e543-541, 2017
* **日本語版**　ACPによる支援のポイント, 中外製薬 (https://chugai-pharm.jp/content/dam/chugai/contents/bj/003/doc/bj003_psjh_j_01.pdf)

意思決定支援の三本柱

　国立長寿医療研究センター緩和ケア診療部/EOLケアチームでは、意思決定に重要な要素を「**本人の意思**」「**家族の意向**」「**医学的判断**」の3つとしています＊。そして、何よりも中心となる患者自身の「本人の意思」を、以下に示すように、さらに「過去」「現在」「未来」の時間軸で捉えます。意向や意思は変化するのが前提だからです。

▼患者の意思決定における過去、現在、未来

> 過去：過去に表出されていたことはないか。過去にACPが行われていたとしたらその内容。
> 現在：現在の状況を踏まえて、本人が表出していることは何か。
> 未来：未来の選択肢について、その人ならどの選択を選ぶだろうかと思う中で見えてくる本人の意思。

　本人が意思決定できない場合は、**推定意思**（本人ならこれを選択するであろうと推定される選択肢）、**代理決定**（代理意思決定者が本人の価値観を踏まえて決定する選択肢）、**最善利益**（ほとんどの人が同じ状況であれば選択すると思われる客観的な選択肢）に基づいて意思決定することになります。その際も、複数の職種で繰り返し検討することが重要です。

　そして、「家族の意向」「医学的判断」を踏まえ、本人にとっての最善の医療とケアを提供する必要があります。しかし、本人の意思、家族の意向、医学的判断が、必ずしも同じ方向を向くとは限りません。本人の意思が家族の意向と一致しない場合もありますし、本人の意思や家族の意向が医学的妥当性と一致しない場合もあります。医学的最善が本人の最善とは限らず、医学的な無益が本人にとっての無益とは限らず、本人の意思や家族の意向が医学的ガイドラインに沿っているとも限らないのが現状です。

　『**人生の最終段階における医療・ケアの決定プロセスに関するガイドライン**』においては、「本人の意思が確認できる場合は、それを尊重し、本人の意思が確認できない場合は、本人の推定意思に基づいて本人にとっての最善の方針について、家族も交え医療・ケアチームで検討する」と述べられています。特に家族の意向と医学的判断が対立する場合には、丁寧かつ繰り返しの説明が重要で、一方的な押し付けにならないよう、家族の気持ちにも寄り添いつつ話し合いを重ねましょう。

＊…としています　西川満則ら：アドバンスケアプランニングとエンドオブライフディスカッション. 日老医誌 52:217-223, 2015

▼「人生の最終段階における医療・ケアの決定プロセスに関するガイドライン」に基づいた意思決定プロセス

人生の最終段階における医療・ケアについては、医師らの医療従事者から本人・家族らへ適切な情報の提供と説明がなされた上で、介護従事者を含む多専門職種からなる医療・ケアチームと十分な話し合いを行い、本人の意思決定を基本として進めること。

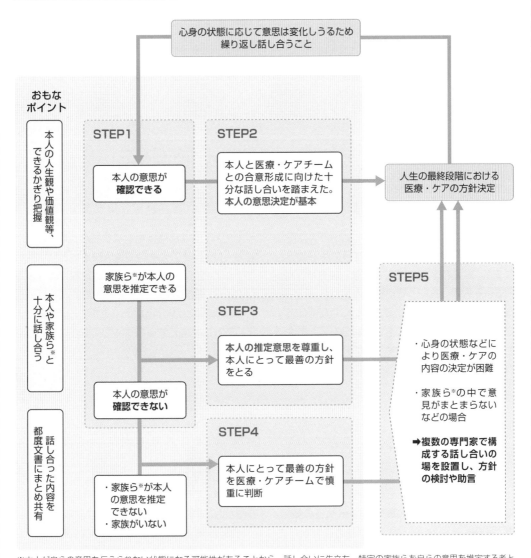

※本人が自らの意思を伝えられない状態になる可能性があることから、話し合いに先立ち、特定の家族らを自らの意思を推定する者として前もって定めておくことが重要である。
※家族らには広い範囲の人（親しい友人ら）を含み、複数人存在することも考えられる。

出典：厚生労働省.人生の最終段階における医療・ケアの決定プロセスに関するガイドライン.(2018 年3月改訂.https://www.mhlw.go.jp/file/04-Houdouhappyou-10802000-Iseikyoku-Shidouka/0000197701.pdf)
厚生労働省.第6回在宅医療及び医療・介護連携に関するワーキング グループ 資料 3.ACP（アドバンス・ケア・プランニング）普及・啓発に ついて（報告）(https://www.mhlw.go.jp/content/10802000/000355116.pdf)

代理意思決定への支援を
どのように行うか

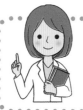

本人の意思を確認できない場合は、本人に代わって意思決定をする必要があります。誰がどんな決定をするにしても、「本人ならこうした」という本人の価値観に基づいて意思決定を行う必要があります。

代理意思決定者は誰なのか？

代理意思決定者は、一緒に住んでいる人に限りません。患者本人の意思を確認するのはもちろんですが、本人が意思を表示できない場合は、本人の意思を一番くみ取ってくれると思われる人にお願いすることになります。この場合、距離的に近くに居るというだけで決めてはいけません。できる限り本人の周囲の人たちに「誰が最も本人の価値観を理解しているか」を確認する必要があります。

また、代理意思決定者自身にも確認し、その周囲の人にも「その人を代理意思決定者として進めていくことでよいか」と確認しなければなりません（臨床の現場では、今まで会ったことも見たこともない親族の方が急にやってきて、終末期の治療にあれこれ言ってくるケースに出会うことがあります）。

どこまでその権限があるのか？

代理意思決定者について話し合われていたとしても、「**代理意思決定者の裁量権（leeway）の範囲**」までは話し合われていないことがあります。「もし、代理意思決定者が患者と違う決定をしたら、医療者はそれに従って欲しいか、それとも自分の意思を優先して欲しいか」と事前に本人の意思を確認しておくことが重要です。代理意思決定者が有効になるということは、患者の意思決定能力がなくなるという意味だからです。例えば、「本人は胃瘻をつくってまで生きていたくない」と事前に言っていたとしても、家族が「胃瘻になってでも生きて欲しい」と家族が願っているなどの場合が

あります。こうした場合、どちらの意思を尊重するのかは、非常に悩ましい問題です。

「代理意思決定者の1/3は本人の意思と違っていた」と報告するレビュー論文＊もあります。

ただ、患者と代理意思決定者が一致した答えを出すことが重要なのではありません。「患者だったらどうしたいか」という視点で考え、様々な事情を勘案し、信頼のおける代理意思決定者とわれわれ医療者が共に考えて支援していくことが大切なのです。ACPのシンプルな目標は「この選択でよかった、いい最期を迎えられた」と、みんなに思ってもらえることではないでしょうか。

＊**レビュー論文**　Shalowitz DI, et al.: The accuracy of surrogate decision makers: a systematic review. Arch Intern Med, 166 (5) : 493-497, 2006

意思決定する力を構成する４つの要素

意思決定を行うに際し、「果たしてこの患者さんが正しく意思決定をできるのか？」ということを悩んだことはありませんか？ 100歳の人だから、認知症だから、人の話を聞けないキャラクターだから、自分の解釈にこだわるから……。果たして、意思決定する能力は年齢や病名やその人の為人で決まるのでしょうか？

医学研究において、被験者が参加の意思決定をする同意判断能力を有しているか確認するツールとして開発されたものに**MacCAT-CR**＊があり、同意判断能力を「理解・認識・倫理的思考・選択の表明」の４つの要素に分けて考えると良いとされています。MacCAT-CRを参考に、意思決定支援の方法として、以下の観点からの評価を行うとよいでしょう。

▼患者の同意判断能力の評価

①理解 understanding: 医師から受けた説明の内容をどの程度理解しているか。
②認識 appreciation: 医師から受けた説明の内容（病気、治療内容、意思決定など）を、患者本人が自分のこととして認識しているか。
③論理的思考 reasoning: 医療行為の結果を比較し推測したうえで論理的に考えられるか。
④選択の表明 expressing a choice: 自分の考えや結論を、一貫性をもってはっきり表明できているか。

参考資料：
・「治療に同意する能力を測定する：医療・看護・介護・福祉のためのガイドライン Assessing Competence to Treatment: A Guide for Physicians and Other Health Professionals」(Grisso & Appelbaum, 1998: 日本語版, 日本評論社, 2000)
・厚生労働省：認知症の人の日常生活・社会生活における意思決定支援ガイドライン.2018 (https://www.mhlw.go.jp/file/06-Seisakujouhou-12300000-Roukenkyoku/0000212396.pdf)
・厚生労働省：身寄りがない人の入院及び医療に係る意思決定が困難な人への支援に関するガイドライン.2019 (https://www.mhlw.go.jp/content/000516181.pdf)
・厚生労働省：ご本人らしい生き方にたどり着く意思決定支援のために (https://guardianship.mhlw.go.jp/common/pdf/guardian/guardian_book.pdf)

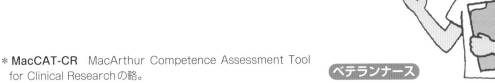

参考図書に示した「ご本人らしい生き方にたどり着く意思決定支援のために」には、代理意思決定支援についての記載もあるのでぜひ一度目を通してみてください。

ベテランナース

＊ MacCAT-CR MacArthur Competence Assessment Tool for Clinical Researchの略。

患者や家族の意思決定をどのように共有するか？

　できれば、いつ誰が見てもわかるように、カルテ上にACPや話し合いに特化したセクションの準備を行うことが望ましいです。そして、継続的に評価・記録することが必要です。

　では、いつ記録をとるか？　ということですが、まずは意思決定支援のための話し合いが行われたとき、入院や退院、施設に入ったとき、など療養の場が変わるときというのは一つのよい機会です。ただ、ACPというのはあくまでプロセスだと繰り返しお伝えしているとおり、結果のみの記録ではなく、その過程も記録しておくと良いと思います。例えば、日常の基本的生活習慣の場面（食事や排せつ、整容、入浴などの方法や嗜好など）、リハビリやプログラムへの参加の様子、ご本人が心地よく過ごしていそうな場面や環境など、価値観を共有できそうな物事がわかるようなことも記録できるとよりよい支援につながります。

　その際、事実と評価を分けておくと活用しやすくなります。

ACPの症例紹介

　90歳男性、アルツハイマー型認知症で施設入所中、ADL全介助、コミュニケーションは困難、誤嚥性肺炎での複数回の入院歴のある患者。徐々に食事摂取量が減り、脱水および尿路感染症で入院しました。加療にて改善したものの、食事摂取に関しては十分とはいえず補液を併用中。自己抜針を繰り返しケアに対して抵抗あり、易怒的でした。嚥下機能低下はあるものの、形態の工夫で何とか摂取可能、主因は本人の気分のむらによる食事摂取低下、フレイルによる身体機能の低下が見られました。

　医師、看護師、施設看護師、施設相談員、キーパーソンである息子夫婦とカンファレンスを開催。妻を亡くした際本人は「自分は慣れた場所で家族に見守られながら死にたい、無理な延命はして欲しくない」と話されていました。カンファレンスでは、「もともと商売人で頑固、自分のペースで物事を進めたい、孫やひ孫が面会に来たときは反応が良く嬉しそう、甘いものが好き」などの情報を共有し、今後は施設にてご本人のペースに合わせ介入、可能な範囲で経口摂取を続け、孫やひ孫との時間を大事にし、残された時間を過ごすのが良いという結論になり退院しました。孫の作った卵焼きを食べた際に心から嬉しそうな笑顔を見せておられました。定期的に医師・施設看護師と家族で面談を行い、状態の説明や意思の確認をしました。徐々に経口摂取は低下しつつも穏やかな時間を過ごし、1か月後、家族に見守られながら永眠されました。「父らしい最期を迎えることができ、本当に良かったです」という家族からの言葉がありました。

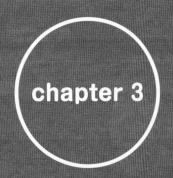

chapter 3

日常生活を支えるケア

日常生活は最期の時が訪れるまで続きます。

ここでは、終末期における日常生活を支えるケアのポイントについて解説します。

まず、終末期におけるコミュニケーションの重要性に焦点を当て、

死を受容するプロセスと患者への寄り添い方について掘り下げます。

次に、終末期に特有の看護ケアに焦点を移し、

どのような点に注意して看護を行うべきかを確認します。

コミュニケーション

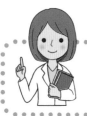

終末期におけるコミュニケーションに難しさを感じている人は多いでしょう。ここでは、終末期のコミュニケーションのポイントを確認します。

コミュニケーションの定義

コミュニケーションとは、ただ一方的に意思を伝えあうものではなく、通じ合うこと、共有することとされています。『広辞苑（岩波書店）』においては、「社会生活を営む人間の間で行われる知覚や感情、嗜好の伝達」と定義されています。コミュニケーションにあたっては、場面に応じて適切な言語や表現、言い回しを選択できる能力も求められます。

言語的コミュニケーションと非言語的コミュニケーション

コミュニケーションは「**言語的コミュニケーション**」と「**非言語的コミュニケーション**」に区分できます。言語的コミュニケーションは言葉そのものによるコミュニケーションを指し、非言語的コミュニケーションは視線、身振り、姿勢、身体接触、表情、身体動作、対人距離、座り方などの身体的な行動、また、衣類、化粧、アクセサリーなどの物品の使用、家具、照明、温度などの物理的環境が含まれます＊。

● メラビアンの法則

「**メラビアンの法則**」によれば、聞き手に影響を与える話し手の要素は「視覚情報（表情、視線、ボディランゲージ、その他外見など）」が55％を占め、「聴覚情報（声のトーンや口調）」は38％を占めています。非言語的な要素には「目線を合わせる」「笑顔」「ゆっくりと優しい口調で話す」などが含まれ、これらを意識的に活用することで、より満足度の高いコミュニケーションと関係性を築くことができます。

● ザイオンス効果

コミュニケーションにおいては、「質」よりも「量」が重要だといわれています。この考え方は、心理学の「**ザイオンス効果（単純接触効果）**」に基づいており、具体的には「同じ人や物に接する回数が増えるほど、その対象に対して好印象を持ちやすくなる」という現象を指します（ただし、これは単純接触に関する話であり、またこの効果には一定の頭打ちがあるといわれています）。そのため、看護師のように患者と最も頻繁に接触し、また長時間関わる職種が患者の思いを「聴く」ことは、満足度を高めるために非常に有益だと考えられます。

＊…**が含まれます** 岡野正雄：わかりやすいコミュニケーション学 基礎から応用まで，三和書籍，2021

「聴く」のその先へ

Beckmanらの研究によれば、約7割の医師が患者の話が始まってからわずか18秒以内に口を挟むことがあるという報告があります＊。さらに、別の研究では、医師が患者の話し始めてから口を挟むまで時間は約23秒であるのに対し、患者が自分の話を完全に終えたと感じるまで時間は約29秒であったと報告されています＊。

まず最初に、話をよく「聴く」ことを重視しましょう。医療関係者はしばしば「何か答えを出さなければ」と焦りがちです。日常業務や時間に追われて、結論を急ぎがちですが、まずは「30秒黙って聴く」という習慣を身に付けてみることが大切です。

次に意識すべきは、言葉の奥に隠れた感情や本当に伝えたいことを読み取ることです。「どうしてこんなことになったのでしょう」といった言葉を患者が頻繁に口にすることがありますが、これ

に対して「理路整然とした医学的な説明」が必ずしも求められるわけではありません。その背後には悲しみ、絶望、怒り、不安など様々な感情が潜んでいることがあります。これに気づいて、「何かお辛いことや気になることがありますか？」などと質問することができるようになると、患者への理解と共感が深まります。

● コミュニケーションのコアカリキュラム

終末期において求められるコミュニケーション能力は、どのようなものがあるのでしょうか。先述のとおり、コミュニケーションの基本は終末期においても変わりませんが、日本ホスピス緩和ケア協会が2001年に提案した「**ホスピス・緩和ケア教育カリキュラム（多職種向け）**」によれば、以下の7つがコミュニケーション技術の要件として挙げられています。

▼コミュニケーション技術

①患者の人格を尊重し、傾聴することができる
②患者が病状をどれくらい把握しているかを聞き、評価することができる
③患者及び家族に病気の診断や見通しについて（特に悪い知らせを）適切に伝えることができる
　（DNRオーダーを含めて）
④よいタイミングで、必要十分な情報を患者に伝えることができる
⑤困難な質問や感情の表出に対応できる
⑥患者や家族の恐怖感や不安感を引き出し、それに対応することができる
⑦患者の自立性を尊重し、力づけることができる

出典：日本ホスピス緩和ケア協会：ホスピス・緩和ケア教育カリキュラム（多職種用）https://www.hpcj.org/med/ed_curric.pdf

＊…**報告があります**　HB Beckman et al. The effect of physician behavior on the collection of data. Ann Intern Med, 101(5): 692-696, 1984
＊…**報告されています**　MK Marvel et al. Soliciting the patient's agenda: have we improved? JAMA, 281(3): 283-287, 1999

終末期ならではの困難さ

　藤崎は、「死を目前とした状況そのものが、患者にもその援助を行う者にも様々な感情的反応を引き起こし、それがコミュニケーションや援助を困難にすることが少なくない」としています。また、日本における問題点として、「がっかりさせることを恐れること、とにかく励ますことを強要されること、沈黙に耐えられないこと、即座に答えを出すことを要求されること、不安な気持ちに向き合えないこと」などが挙げられています＊。これらは終末期における感情のコントロールを難しくし、効果的なコミュニケーションを妨げる要因となります。

　対処法としては、まず、逆のアプローチを意識しましょう。終末期は死に直面する時期で、悪い知らせにがっかりすることは正常な反応であり、受け入れを示すものでもあります。励ます必要はなく、沈黙を許容し、即座の解答を求めるプレッシャーもありません。曖昧なコミュニケーションから始めることも問題なく、自分自身を受け入れながら進めましょう。

　緩和ケアの分野では、自分自身とスタッフへの心理的ケアが非常に重要です。一人では対処しきれないことも、チームで共有し、お互いに支え合い、燃え尽きないようにしましょう。

キューブラー＝ロスの死の受容の5段階

　精神科医であるエリザベス・キューブラー＝ロスは、死にゆく人たちの心理を分析し、**「死の受容の5段階」**を著書の中で発表しました。

1　否認　「何かの間違いでは」「信じられない」
2　怒り　「なんで自分が」「自分だけがこんな目に合うなんて」「あなたはいいよね」
3　取引　「病気を治してくれたら何でもします」「もう二度と悪いことはしないから」
4　抑うつ　「もうどうにもならない」「何をしても仕方ない」
5　受容　「人は皆、いつかは終わりが来るものだ」「今を大切にしていこう」

　ただし、これらの5つの段階以外にも多様なものが現れます。また、必ずしもこれらの段階が一貫して進むわけではありません。また、受容が到達すべき必然のステップである、または良いことであると思い込んでもいけません。プロセスを順調に進めることや受容することを重視しすぎると、否認、怒り、抑うつの感情が強まったり、持続的になることがあり、その結果、患者を「受容ができない患者」とラベリングする危険性もあります。また、感情を表現しにくい患者を「受容できている患者」と捉えて、適切なケアを提供できないこともありえます。大切なことは人々が死に向き合う際には、様々な心理的葛藤が生じることを理解し、適切に対応することです。

　多くの医療者は、患者を励ます必要があると感じ、前向きに導くことに焦点を置くことが一般的ですが、これが逆効果になることがあります。まずは、必要な悲しみのプロセスを共有し、心理的葛藤が存在することを理解し、患者と共感し合うことが求められています。

＊…**挙げられています**　藤崎和彦：ターミナルケアのコミュニケーションスキル，日本保健医療行動科学会年年報，14：1-12，1999

ケアの本質

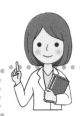

日常生活を支えるケアのポイントを押さえていきましょう。

終末期の患者ケアはどうあるべきか

まず、何より意識してほしいのは、「ケアによって患者の苦痛を引き起こしたくないから」「せっかく安定している状態を崩したくないから」「患者が拒否しているから」などの解釈でケアを中止するとか、省略してはいけないということです。「終わりの時が近いから」という理由でケアを後回しにすることも絶対にあってはなりません。

終末期を迎える患者は全身状態が不安定なことも多く、ちょっとした刺激で呼吸状態が悪化したり、酸素飽和度や脈拍、血圧といったバイタルサインが変化したりすることも珍しくはありません。そんな中、最前線でケアをする看護師たちの心身の負担は相当なものだと思いますが、全身状態の変化によってできなくなってしまった生活行為は、本来なら人間だれもが人の手を借りずに自らの力で行いたい行為なのです。その点に配慮

し、相手のことを「終末期の患者」としてではなく「最後まで生を全うする一人の人間」として尊厳を持ち、身体的・精神的な苦痛に配慮しながら、共感的に、愛護的に関わることは信頼関係の確固たる構築に繋がります。

● ケアへの拒否

また、よくある「ケアへの拒否」について、単に「苦しいからだろう」「認知症だからだろう」という一元的な解釈をするのではなく、なぜ拒否するのかという点についてしっかりと考えていく必要があります。例えば、とあるケアのある一つの手順のみが嫌であるとか、ちょうど体が痛い時間帯であるとか、その原因に対処できればケアが行える、ということは多々あります。

共通する注意点

どのような患者に対しても、まずはこれから行う行為（ケア）の意味と、どのような動きになるかという説明を行います。言葉にする、語りかける、というのはとても重要な行為です。意識障害のある場合や反応が返ってこない患者の場合で

も、丁寧に声を掛けていきましょう。また、不要な露出を避けるために掛け物などで覆う、カーテンを閉める、などのプライバシーへの配慮が必要です。必要物品などはあらかじめ確認し、身近なところに揃えてから行います。

良肢位保持

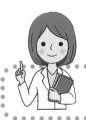

終末期は臥床の時間が多くなりがちです。適切な肢位を再認識しましょう。

良肢位保持（ポジショニング）

良肢位とは、関節が可動性を失った場合にも、日常生活動作を行う上で最も支障の少ない肢位のことです。患者一人ひとりに合った良肢位があります。接触面を増やすことで筋肉の緊張を和らげ、局所の圧を分散させ、安楽に休むことができます。また、この肢位は褥瘡防止や関節拘縮防止にも役立つとされています。必要に応じて、枕やクッション、また褥瘡発症リスクのある場合は体圧分散寝具を使用することが推奨されています。

ただし、どんなに良肢位をとっていても長時間同一体位をとることは褥瘡発生のリスクや関節拘縮のリスクとなるため、適宜体位交換が必要です。

▼基本肢位と良肢位

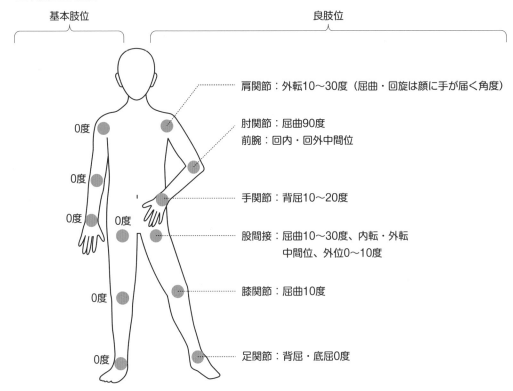

肩関節：外転10～30度（屈曲・回旋は顔に手が届く角度）

肘関節：屈曲90度
前腕：回内・回外中間位

手関節：背屈10～20度

股間接：屈曲10～30度、内転・外転中間位、外位0～10度

膝関節：屈曲10度

足関節：背屈・底屈0度

ボディメカニクスの8原則

体位交換・移動・移乗の援助は**ボディメカニクスの8原理**に則って行うことが基本です。ボディメカニクスは、介護技術の一つであり、「最小限の力で介護を行うこと」を可能にするために、人間の関節、筋肉、骨の力学的な関係を利用しています。

ボディメカニクスの8原則は、以下の8つで構成されています。このうち特に、ベッドを水平に戻す、対象者をまっすぐにする（枕やクッションなどはすべて取り除く）、というのは面倒くさがらずにやりましょう。

❶重心を近づける（介護者と対象者の距離を縮める）
❷対象者を小さくまとめる
❸支持基底面を広くする
❹重心を低くする
❺身体をひねらない
❻大きな筋肉を使う
❼水平移動する（重心の移動を一定に保つ）
❽てこの原理を利用する

▼ボディメカニクスの8原則

① 重心を近づける（介護者と対象者の距離を縮める）

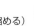
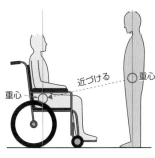

近づける　重心　●重心

② 対象者を小さくまとめる

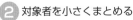
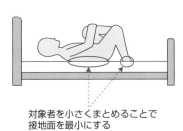

対象者を小さくまとめることで接地面を最小にする

③ 支持基底面を広くする

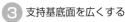
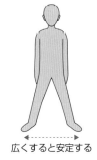

広くすると安定する

④ 重心を低くする

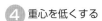
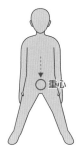

重心

⑤ 身体をひねらない

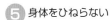
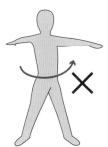

⑥ 大きな筋肉を使う

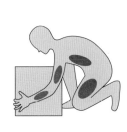

⑦ 水平移動する（重心の移動を一定に保つ）

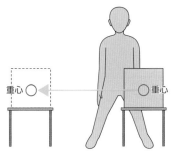

重心○　●重心

⑧ てこの原理を利用する

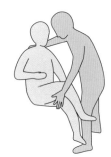

整容・清潔

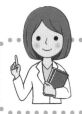

整容・清潔は終末期特有のものではありませんが、毎日繰り返される一つひとつの日常行為を大切にする姿勢が大事です。

全身入浴

全身入浴は、その前後の一連の流れを含め呼吸機能・循環器機能に変化をもたらすことが多く、体力を使うため、環境の変化や身体状況に特に配慮が必要です。室温差や温湯では急激な血圧の変化が起こることが多いため、より注意して観察しましょう。

血圧の変動が激しい、呼吸状態が不安定であるなどの理由で全身入浴は難しいと判断される場合は足湯や手湯など部分的な入浴も検討しましょう。特に足湯については、清潔はもちろんのこと、血行改善やフットケアにもなり、リラックスに繋がりやすいです。

清拭

清拭は日常的なケアですが、保湿や清潔保持を超えた意味を持ちます。これには身体状況の観察、循環促進、リラクゼーション、コミュニケーションの場としての役割があります。実施前には患者の意識状態、麻痺、呼吸状態、体動制限の有無と程度をアセスメントします。できれば、二人での対応を心掛け、可能な限り患者自身にも動いてもらうことが重要です。これにより、患者の自信と尊厳を支えることができます。

適切な体位の確保

本人の症状に応じた適切な体位の確保も必要です。呼吸困難がある場合は、本人と相談しながら楽な体制をとってもらいます。座位や前にもたれかかるような姿勢の方が楽であることが多いです。胸水・腹水がある場合は**半座位（ファウラー位**：仰臥位から45度持ち上げた姿勢）が基本で

す。また、疼痛などで制限がある場合や倦怠感などで清拭を拒否されることもあるかもしれませんが、部分的な清拭を複数回に分けて行うなど、一回で全身をすべてきれいにしてしまおうと思わずに取り組んでみましょう。

整容

　整容というのも大事な生活の一部です。整髪や髭剃り、化粧、歯磨きなど可能な範囲で自分自身の手でできるよう援助していきます。患者自身だけでなく家族の満足度にも繋がります。

▼整容のポイント

着衣・更衣	・身体状態に応じて、患者の好むものを身に着けることができるよう配慮する ・活動性が低下し、臥床時間が長くなると発汗が多くなるため、適切な頻度で更衣を援助する
整髪	・定期的なヘアカットが困難な場合、出張サービスがあれば利用する ・朝のケアに日々の整髪を取り入れる（一日一回は櫛を入れるなど） ・女性の場合は、患者の希望を聞いた上で療養の邪魔にならないように長い髪をまとめる
髭剃り	・男性の場合は、1日1回の髭剃りが必要な場合がある ・道具は患者がこれまでに使っていたものを用いる ・家族が患者に対して何もできないと感じている場合は、家族に髭剃りをしてもらうことで家族のケアになる
爪切り	・清潔の援助を行う際に爪が伸びていないかを確認する ・通常の爪切りが用いられない場合は、ニッパー型爪切りを使用する ・知覚鈍麻がある患者（抹消神経障害のある患者や、抗がん剤治療後の患者）では、不快にならない触れ方や、深爪を避けるなどの配慮をする
化粧	・化粧はその人らしさを創る行為である ・療養の妨げにならず、患者が希望する場合は療養中でも化粧を行う

出典：終末期看護 エンド・オブ・ライフ・ケアより作成

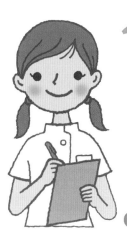

新人ナース

患者さんの体調によっては、**全身清拭**（一度に全身を拭く）が負担になることがあります。そのときは、**部分清拭**（分割して清拭する）を行い、清潔を保つようにしています。

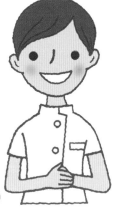

先輩ナース

清拭の実施記録を共有すれば、日数をかけて全身の清拭ができます。

口腔ケア

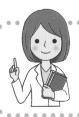

終末期においては口腔機能の低下や唾液分泌の低下、自浄作用の低下などの理由による口腔トラブルが発生しやすくなるため、丁寧なケアが必要です。

終末期における口腔ケアの目的

終末期における**口腔ケア**の目的は、**誤嚥性肺炎の予防**、**不快な症状の緩和**、**会話や発音の維持**が主です。一般的に終末期になると唾液の分泌量が低下し、口呼吸になることで口腔内が乾燥していることが多く見られます。これらは、口腔内の自浄作用・潤滑作用の低下、食塊形成の低下につながり、不快感、スムーズな会話や発音の障害、嚥下機能障害などをもたらします。食事をとっていない場合でも口腔ケアの必要性は変わりません。

▼口腔ケアの目的

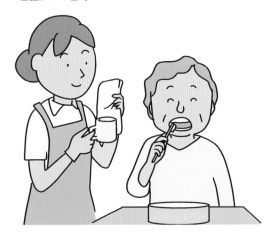

●口腔内の観察ポイント

・出血や腫れがないか？
・白っぽい部分がない
・口腔粘膜が赤く炎症を起こしていないか？
・口内炎などの症状がないか？
・口唇や口腔内の乾燥がないか？
・ネバつき、食物残渣がないか？
・齲歯（むしば）がないか？
・疼痛はないか？
・分泌物、痰などはないか？
・歯の状態（動揺歯）はどうか？
・義歯の有無は？
・舌の状態はどうか？

誤嚥性肺炎の
予防

不快な症状の
緩和

会話や発音の
維持

口腔ケアの姿勢

　まずは適切な姿勢に整え、物品を準備します。自分で行える場合は部分的にでも行ってもらえるよう援助します。口を開けて他人に見せるということに抵抗感があるケースも多いので、十分にコミュニケーションをとり、口腔ケアの必要性を説明していきます。理解が難しい場合もありますが、無理に進めてしまうと噛まれる、開口しない、などのトラブルに繋がるので注意しましょう。

　顎を上げると誤嚥しやすいため頸部後屈は避け頭の後ろに枕やタオルなどを入れ、顎を引いた状態に整えます。粘膜の損傷に留意し、やわらかい歯ブラシ、不織布やスポンジブラシなどを選択します。歯と歯肉のブラッシング、口蓋と舌の清拭を行い、最後に保湿を行います。

　口腔内の乾燥は様々な口腔内トラブルに発展するため、口腔用の保湿ジェルなどを使用し保湿を心掛けましょう＊。

▼口腔ケアの姿勢

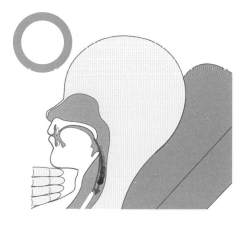

クッションなどを用いて、あごと胸の間に指が4本入る高さに調整する。咽頭から食道へはスムーズに落下し、気管へは角度がつくので誤嚥しにくくなる。

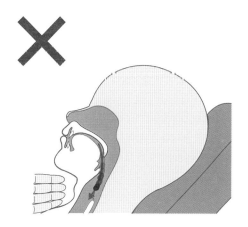

咽頭から気管への流れに角度がほとんどなく、そのまま落下すると気管に入り込み、誤嚥しやすくなる。

口内環境が悪化すると、話しにくくなったり、口臭が強くなったりして、人間関係にも影響を及ぼし、患者さん自身の自尊心にも悪影響します。口腔ケアは、医学的な意義のみならず、患者さんの尊厳を守り、生活の質（QOL）を維持・向上させる上で非常に重要なのです。

新人ナース

＊…**心掛けましょう**　坂口英夫：人生の最終段階における口腔管理，日本障害者歯科学会雑誌，(40), 2,119-123, 2019

摂食嚥下

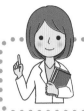

終末期において重要なことは、「嚥下機能の評価」「摂食の目的」「患者や家族の希望」をスタッフ間で共有することです。

摂食の目的

　嚥下機能障害をきたす疾患ではなくても、認知機能低下やフレイルなどによって終末期は嚥下機能が低下している場合が多く見られます。この嚥下機能低下は訓練でよくなるものではないことが多く、そうなると当然食事をすることで誤嚥や窒息のリスクが高くなります。介助する側にとっては、食べさせる（もしくは食べさせた）ことで状態が悪化してしまう（または悪化した）のではな

いかという自責の念を負いやすくなります。

　しかし、終末期において「食べる」とは、「栄養を取る」というよりも「楽しむ」という意味合いが大きくなってくると思われます。したがって、ある程度誤嚥を許容しつつ、残された機能を活かして極力安全に、楽しく食事の時間を過ごしてもらうことが大事です。

食事の意向を医療スタッフ間で共有する

　ここで大事なのは、関わる人たちが現状を共有しているということです。そして、家族や本人がどのように考えているかをあらかじめ聞いておかなければなりません。ときには食事にはあまり注意・関心が向かない場合もあり、食べることが至上であるとは限らないこともあります。その上で、家族や本人が食事の継続を希望した場合には、主治医や言語聴覚士は家族に嚥下機能が低下していること、誤嚥や窒息のリスクがあることを

しっかりと説明し理解してもらうことが必要です。

　看護師は全身状態やバイタル・呼吸状態のチェック、食事前後での痰の変化、むせや咳込みの状態、食事所要時間や疲労感、口腔内の残留などを十分に観察する必要があります。食前後の吸引や口腔ケアによる誤嚥性肺炎のリスクの軽減、適切な体位の工夫など医学的な面からのサポートも重要です。

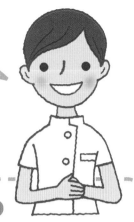

人間の基本的欲求の一つである食事の役割は、生命の維持だけにとどまりません。人は食事と通じて他者とつながり、安心感や満足感を得ています。食事は、QOL を構成する大きな要素です。

適切な食形態の見極め

先輩ナース

さらに、ふさわしい食形態の見極めも重要です。食形態の変更は嚥下機能が低下した部分を補う工夫であり、安全に楽しむためには必要な変更です。

食事量が減ってきた段階では、残される家族は何かしら食べてもらいたい、栄養をつけてもらい

たい、と望むケースは多いと感じます。医療側としてはリスクを重視しがちですので、それぞれの立場で進めると衝突することも多くなります。そこで重要なのは、やはり話し合いです。また、実際の食事の場面に同席してもらう、または介助してもらうというのもお互いの理解のためには有効です。

いつまで食事を続けるか

どの段階で食事をあきらめるのか、というのはとてもデリケートな問題です。例えば一時的に具合が悪いために嚥下機能が落ちている、など場合によっては可逆性になることがあるからです。それに関しては丁寧に除外診断をしていかないといけません。既知の現状以外に可逆性の原因がなく、少しずつ食事量が減ってきた場合は、いよいよそのときが近づいてきたことを説明していかなければなりません。「食べないことが悪いのではなく、本人が少しずつその終わりの時に向かって自分で準備しているのだと考えることもできる」など、ここでも、患者の尊厳を保つこと、家族の気持ちに寄り添うことを忘れてはいけません。

また、日頃から終末期に関わる多職種で本人や家族の価値観を共有し、人生最後の一口がいつ訪れてもいいように、一回一回の食事を大切にする姿勢を持ち続けることが重要です。

最期の時が近づくにつれて、徐々に食事ができなくなります。食べられなくなることは、患者さんに死の予感を想起させ、心理的苦痛を感じさせます。患者さんのそうした苦痛を理解しながら援助することが大切です。

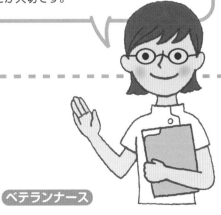

ベテランナース

栄養

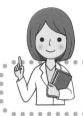

終末期においては、**栄養**の意味合いや必要な量が通常期とは異なります。

終末期の栄養状態

終末期には、体内での水分や栄養分の消化吸収能力が低下します。また、アルブミンの減少により膠質浸透圧が下がり、血管内水分維持が困難になることがあります。過剰な栄養や水分摂取は浮腫や痰の増加を引き起こし、苦痛を増加させる可能性があります。

ただし、がんの終末期に関する研究では、輸液量（1日100ml対1000ml）の差が症状や生命予後に影響を与えないことを示唆する論文[*]も存在します。

終末期に必要な栄養とは

終末期の患者に必要なカロリー数や水分量に関する明確な基準はありませんが、担がん・末期がん患者の輸液と栄養管理には一定の合意があります。特に悪液質を伴うがん患者の場合、水分摂取量は1日あたり500〜1000ml（終末期では体重1kg当たり25〜35ml）、エネルギー量は5〜15kcal/kg/日が目安です。優先される栄養素は糖質で、必要に応じてアミノ酸や脂肪も摂取します[*]。

● 栄養補助食品の進化と利用

近年、**栄養補助食品**は多様な形態と味で急速に発展しています。処方箋による製品（エンシュア®やラコール®など）と自己購入の製品に分かれますが、これらは栄養バランスが良く、疾患に応じて栄養成分を調整しています。必要に応じてこれらの食品を取り入れるのもよいでしょう。管理栄養士の存在があれば、相談しながら適切な栄養管理を進めると効果的です。

＊…**示唆する論文** Bruea E, et al. Parental hydration in patients with advanced cancer: a multicenter, double-blinded, placebo-controlled randomized trial. J Clin Oncol 31: 111-118, 2013
＊…**アミノ酸や脂肪も摂取します** 東口高志 他：全身症状に対する緩和ケア. 外科治療96: 934-941, 2007

排泄

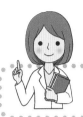

自尊心を損なわない排泄ケアと皮膚障害の予防に重点をおきましょう。

排泄の自立性の喪失

終末期においては一度獲得した**排泄の自立性**を喪失してしまう、**排泄障害**を生じることが多いです。排泄という行為においても、人はできる限り自分の力で全うしたい、不快感なく過ごしたいと思うのが常です。何らかの介助を必要とする終末期においては、その介助を受ける人への不安や羞恥心、自尊心への配慮が特に必要となります。

また、床上排泄が多くなる場合は、**失禁関連皮膚障害（IAD*）**が問題となってきます。IADとは、日本創傷・オストミー・失禁管理学会によると「尿または便（あるいは両方）が皮膚に接触する

ことにより生じる皮膚炎である」と定義されています。

終末期においては、疾患による消耗・経口摂取量・ADL・認知機能の低下など複合的要因により便秘や下痢になったり、間に合わず失禁してしまったりと排泄コントロールが難しくなる場合も多く、また排泄パターンは個別性が高く患者自身の価値観にも大きく左右されます。そこで重要なのは、IADの予防と個人を尊重する排泄ケアです。

IADの予防とケア

IADの予防とケアとして、付着した排泄物を除去し、皮膚を清潔に保つための清拭・洗浄を行い、保護を行います。排泄物の管理方法の検討も必要です。例えば、下痢の場合はその原因が何なのか、疾患や薬剤などの影響はないか、水分量や栄養方法は適切なのか、などを検討します。また、感染

管理の観点から、米国疾病予防管理センター（**CDC***）のガイドラインでは不必要な尿道カテーテルの挿入は避けるべきとされていますが*、IADの管理のため一時的に留置するケースも経験します。

＊**IAD**　Incontinence-Associated Dermatitisの略。
＊**CDC**　Centers for Disease Control and Preventionの略。
＊…**とされていますが**　Guideline for Prevention of Catheter-associated Urinary Tract Infections, 2009

個人を尊重する排泄ケア

個人を尊重する排泄ケアには、本人の意思決定を尊重するよう関わります。

それに応じ、トイレでの排泄、ポータブルトイレ、床上排泄、おむつ、カテーテル類の使用、などを検討します。ただ、必ずしも本人のADLと希望が一致しない場合もあり、その選択をすることに伴うリスクや本人の苦痛などを多職種で検討し情報共有を行うことが重要です。

例えば、最後までトイレでの排泄を希望された場合、身体能力だけで判断するとリスクが大きくても、時間や介助の方法、環境設定（用具の使用や場所・高さの工夫等）により希望が叶えられる場合もあります。ただし、時間の経過や病状と共に身体能力は変化しますので、定期的な見直しとカンファレンスでの再調整を心がけます。

終末期であっても、最期まで自分でトイレで排泄したいと多くの患者さんは願います。排泄の援助により、患者さんは様々な苦悩（羞恥心、自尊感情の低下、喪失感など）を感じるのです。こうした苦悩を感じているんだということを、まず理解しましょう。そして、身体的負荷だけでなく精神的苦悩も考慮して、患者さんと、排泄援助の在り方を考える機会を持ちましょう。

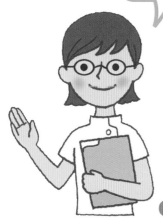

ベテランナース

褥瘡と皮膚トラブルについて

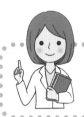

終末期は、体位変換の困難さや栄養不良、循環障害などのため**褥瘡**をはじめとした皮膚トラブルに接する機会が多くなります。

褥瘡とは

日本褥瘡学会により「**身体に加わった外力は骨と皮膚表層の間の軟部組織の血流を低下、あるいは停止させる。この状況が一定時間持続されると組織は不可逆的な阻血性障害に陥り褥瘡となる**」と定義されています。

単に圧力が加わるだけでなく、ずれ力が大きいほど褥瘡が発生しやすいため、日常生活のケアにおいていかにずれを作らないかが予防のポイントになります。

褥瘡の初期はわかりにくく、また逆に見た目に明らかな変化が出るまでに時間がかかるとされます。ある日いきなり褥瘡が出現したり悪化したりするように思える場合がありますが、実は皮膚の下ではしばらく前から変化が起こっています。早期の発見に努め、リスク管理を行うことが重要です。

褥瘡発生の好発部位・リスク

褥瘡の好発部位は、骨突出があり荷重がかかりやすい部位です。姿勢によって好発部位が異なります。仰臥位で最も多いのは仙骨部、側臥位では大転子部、腸骨稜部、座位では座骨結節部や座骨部です。見逃されがちですが踵や外踝などでも発生しやすいため全身の観察をくまなく行います。特に注意するべき観察のポイントは骨突出があるかどうかです。また、単に外力やずれだけでなく、皮膚の湿潤環境も褥瘡発生に関わります。

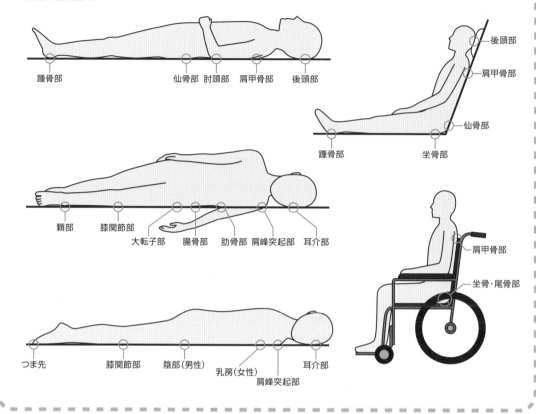

▼褥瘡の好発部位

踵骨部　仙骨部　肘頭部　肩甲骨部　後頭部

後頭部
肩甲骨部
仙骨部
踵骨部　坐骨部

顆部　膝関節部　大転子部　腸骨部　肋骨部　肩峰突起部　耳介部

肩甲骨部
坐骨・尾骨部

つま先　膝関節部　陰部（男性）　乳房（女性）　肩峰突起部　耳介部

✚ 褥瘡のアセスメント

　褥瘡のアセスメントの指標として、**OHスケール**、**ブレーデンスケール**、**K式スケール**などがあります。また、厚生労働省により、**日常生活自立度の低い患者に対するリスク評価の実施**が入院基本料算定の施設基準の条件の一つに挙げられています（OHスケールの4項目に、高齢者の日常生活自立度、栄養状態低下、皮膚湿潤の3項目を加えて評価し、1項目でも該当すれば看護計画の立

案が必要となります）。小児には**ブレーデンQスケール**、脊椎損傷の患者には**SCIPUS**というスケールもあります。

　疾患別のリスクとしては、うっ血性心不全、骨盤骨折、脊椎損傷、糖尿病、脳血管疾患、慢性閉塞性肺疾患が挙げられています。疾患に関わらず低アルブミン血症もリスクとなりますので、注意が必要です。

褥瘡の予防

　直接的な予防としては**圧力とずれ力を軽減させること**、間接的な予防としては**皮膚の環境を適切に整える**（乾燥を防ぎ過度な湿潤を避ける）、**栄養状態やミネラル・微量元素などの代謝を整える**ことです。圧力とずれ力の軽減には、適切に体圧を分散させることと定期的な体位変換が必要です。

体圧の分散については、体圧分散用具やクッション、ポジショニングピローなどを用い（下図）、圧抜きや車いすからのプッシュアップ動作を促します。体位変換については、自動体位変換機能やスモールチェンジ法なども取り入れながら行っていきましょう。

▼体圧分散用具の選択フローチャート

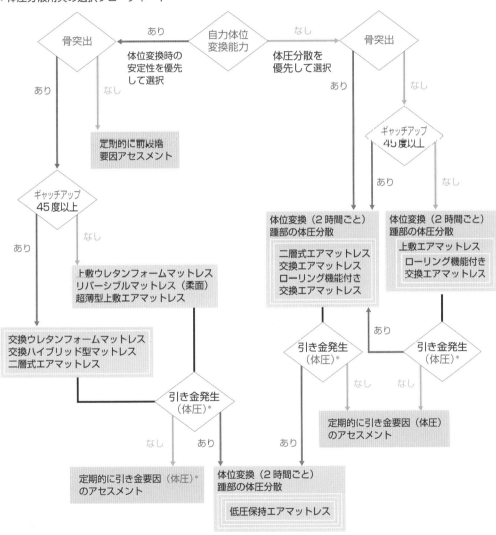

注：枠線が多いほど体圧分散力は高くなる
＊：看護者・介護者による体位変換ができない状況の発生

日本褥瘡学会編：在宅褥瘡予防・治療ガイドブック - 第3版，照林社，東京，2015：58.より引用

褥瘡の評価（NPUAP分類、DESIGN-R®）

褥瘡の重症度はときに見た目と一致せず、専門の医師でも難しいことがありますが、ある程度共通の評価法を持っていれば、経時的な評価にも役立ちます。褥瘡は急性期と慢性期、浅い褥瘡と深い褥瘡に分けられます。皮下組織より深い褥瘡については、重度の褥瘡に分類されます。評価には**NPUAP分類**、**DESIGN-R®**がよく知られています。

NPUAP分類は米国褥瘡諮問委員会（**NPUAP**＊）が提唱する褥瘡の深達度（深さ）による分類です。状態の判定には点数化できるDESIGN-R®が用いられることが多いです。DESIGNとは、深さ（Depth）、滲出液（Exudate）、大きさ（Size）、炎症／感染（Inflammation/Infection）、肉芽組織（Granulation）、壊死組織（Necrotic tissue）の頭文字で、この頭文字の中の深さ以外の項目（滲出液、大きさ、炎症／感染、肉芽組織、壊死組織）にポケットの状態をスコア化し、合計点（0〜66点）によって創の重症度を表します。褥瘡がなければ0点、66点が最も高い点数で、重症の状態です。20点以上ある場合は治るまでに3か月以上かかると考えられています。基本的には1週間ごとに評価をします。なお、小文字よりも大文字の方が重症で、大文字のものから改善をすることが提唱されています。また、着目する順番はN（壊死組織）➡G（肉芽組織）➡S（創のサイズ）となります。

褥瘡のケア

おむつの中が湿潤したままになると、皮膚が脆弱となり、より強いずれ力が起こる原因となりますので、長時間尿や便が接触したままにならないよう注意が必要です。サイズの合った吸収力の高いおむつを選択し、便失禁がある場合には、十分に泡立てた石鹸でこすらず洗い、微温湯で十分に流します。その後、撥水効果のあるクリームを十分に塗布します。

創部の観察のポイントは、**感染微候**（感染に移行する前の状況〔クリティカルコロナイゼーション〕も含めて）を見逃さないこと、ポケットの方向からずれの原因を考え取り除くこと、滲出液の量から創部の環境を考えることです。

また、褥瘡が改善すれば体圧分散や体位交換への注意が少なくなることがありますが、常にリスクを考慮し、予防に努め続けることが重要です。

＊**NPUAP** National Pressure Ulcer Advisory Panelの略。

褥瘡の治療

　治療は、局所の管理、栄養の管理、体圧の管理が大きな三本柱です。

　実際の治療は**保存的治療**（外用薬、ドレッシング材による治療）、**物理療法**（陰圧閉鎖療法、電気刺激療法、水治療法・パルス洗浄・吸引療法、超音波療法など）、**外科的処置**（デブリドマンなど）があります。詳細は他書に譲りますが、傷が治る仕組みとして、出血凝固期（止血期）➡炎症期➡増殖期➡再構築期（リモデリング期）という段階で治ることを覚えておくとよいでしょう。また、なかなか改善しない場合は、**TIME**という概念を念頭に治りにくい要因を考えます。

▼創傷治癒を阻害するTIME

T：Tissue nonviable or deficient　壊死組織や異物が存在する
I：Inflammation/Infection　炎症や感染が存在する
M：Moisture imbalance　滲出液の調整が不十分である
E：Edge of wound-non advancing or undermined　創縁・ポケットが不整である

栄養管理と検査値

　栄養の管理については、管理栄養士や言語聴覚士、NSTチームなどと協力し進めます。終末期においては十分な経口栄養ができない場合もあるため、必要な成分などが適切にとれるような栄養補助食品の検討も必要です。

　検査値では、創傷治癒の阻害要因とされる血清アルブミン値、糖代謝（HbA1c、血糖値）、ビタミンの評価（ビタミンA、B2、B6、B12、C、葉酸）、亜鉛、血清鉄などに注目します。

看護師は、管理栄養士やNSTチームと日々のケアからの情報を共有する重要な役割を担っています！

新人ナース

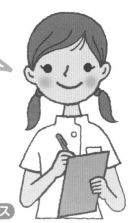

終末期の褥瘡に対する対応

　終末期には全身の換気血流量が低下し、皮膚の乾燥や皮質分泌機能の低下が起こることで皮膚が脆弱化し、様々なスキントラブルが発生しやすくなります。疾患によっては体位変換が困難になり、関節拘縮や関節可動域の制限が出ることにより同一肢位で過ごすことが多くなり、褥瘡発生のリスクとなります。また、栄養状態や局所の環境管理が十分にできないこともあり、一度できた褥瘡が治りにくく難治性となることがあります。治癒を目指した治療やケアが困難となることもあり、その場合は目標設定を感染予防や疼痛管理にシフトする必要があります。

　処置についても、何が必要で何が必要ではないのかを考え、疼痛がある場合は前もって鎮痛薬を使用してからの処置にするなど、個別に対応します。「体位変換が苦痛なので一切しない」という極端な対応をせず、必要なケアについては苦痛が最小限になるよう工夫をします。

褥瘡以外の終末期の皮膚トラブルについて

　終末期においては、褥瘡以外にも様々な皮膚トラブルが生じます。

● **医療関連機器圧迫創傷（MDRPU**＊**）**
　尿道カテーテルや酸素マスクなどのチューブ類の長時間の接触による損傷です。固定のテープによる皮膚損傷にも注意します。

● **ケネディ終末期潰瘍（KTU**＊**）**
　終末期の6週間以内に発生するもので、終末期の全身状態の変化による皮膚の不全に起因する潰瘍のことです。以下のような特徴が挙げられています。

▼ケネディ終末期潰瘍の特徴

- ・死を目前にした一部の人に生じる圧迫創傷
- ・発生後24〜48時間以内死亡することが多い
- ・高齢者に発生することが多い
- ・体の下側、特に仙骨部に発生することが多い
- ・急に発症し、短時間で水疱からStageⅣ（NPUAP分類）に進行する
- ・赤色・黄色・黒色・紫色を呈する
- ・洋ナシ・蝶・馬蹄形を呈する傾向がある

● **カルシフィラキシス**
　透析患者に特異的に発生する難治性潰瘍。現時点では治療は未確立。有痛性紫斑が全身の至るところに発症し、壊死や感染、敗血症などに至る場合もある。

● **失禁関連皮膚障害（IAD）**
　日常生活のケア（➡p.73参照）

＊ **MDRPU**　　Medical Device Related Pressure Ulcerの略。
＊ **KTU**　　　Kennedy Terminal Ulcerの略。

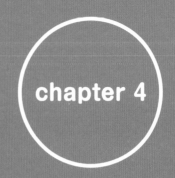

chapter 4

身体症状・精神症状に
対するケア

終末期には、多様な身体的および精神的症状が現れます。
これらの症状を緩和することは、終末期看護における重要な側面の一つです。
ここでは、疼痛、呼吸困難、全身倦怠感、食欲不振、消化器症状、不眠、せん妄、
抑うつや不安、浮腫、フレイル、サルコペニアを取り上げます。
これらの症状のアセスメントの方法や、それに基づく具体的な治療と
ケアのポイントを確認します。

ケアの目標とスクリーニング

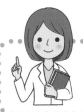

この章では、終末期における身体症状・精神症状に対する具体的なケアについて確認します。

ケアの目標

ケアの大きな目標は生活の質（**QOL**＊）の維持、つまり、最後までその人らしく過ごせることです。苦痛症状の緩和はQOLの維持に大きな役割を担っています。一般的なケアの方法が基本になっていますが、終末期においては、ケアの意味合いが変わる場合があります。

「完全に身体症状をゼロにする」というスタンスではなく、「身体症状と付き合いながら、いかにして日常生活を過ごせるか」かが重要なのです。

以下に示すとおり、終末期においては様々な身体症状や精神症状を合併することが知られています。それらの症状に対するケアのポイントを見ていきましょう。

▼終末期に合併する身体症状・精神症状

	がん	COPD＊	心不全	腎不全	認知症	AIDS＊	神経筋疾患
身体症状							
痛み	30〜94%	21〜77%	14〜78%	11〜83%	14〜63%	30〜98%	42〜85%
呼吸困難	16〜77%	56〜98%	18〜88%	11〜82%	12〜52%	43〜62%	26〜88%
倦怠感	23〜100%	32〜98%	42〜82%	13〜100%	22%	43〜95%	42〜80%
食欲不振	76〜95%	64〜67%	－	38〜64%	－	82%	13%
嘔気・嘔吐	2〜78%	4%	2〜48%	8〜52%	8%	41〜57%	26%
便秘	4〜64%	12〜44%	12〜42%	8〜65%	40%	19〜35%	24〜56%
下痢	1〜25%	－	12%	8〜36%	－	29〜53%	－
精神症状							
不眠	3〜67%	15〜77%	36〜48%	1〜83%	14%	40〜74%	24〜50%
混乱・せん妄	2〜68%	14〜33%	15〜48%	35〜70%	－	－	24%
抑うつ	4〜80%	17〜77%	6〜59%	2〜61%	46%	17〜82%	15〜50%
不安	3〜74%	23〜53%	2〜49%	7〜52%	8〜72%	8〜72%	13〜76%

出典：Moens K, et al: Are There Differences in the Prevalence of Palliative Care-Related Problems in People Living With Advanced Cancer and Eight Non-Cancer Conditions? A Systematic Review. J Pain Symptom Manage. 48: 660-677, 2014

＊ **QOL** Quality of Lifeの略。
＊ **COPD** Chronic Obstructive Pulmonary Diseaseの略。
＊ **AIDS** Acquired Immune Deficiency Syndromeの略。

スクリーニング

患者が訴える症状がすべてとは限りません。また、時間帯によって症状が変わる場合などでは、訴えや評価も変化する可能性があります。さらに、聞き方や聞く人の職種によっても患者の訴えに違いが出る場合もあります。そのようなときには、**エドモントン症状評価システム改訂版 日本語版（ESAS-r-J）**を活用してみましょう。

ESAS-r-Jは、緩和医療の対象となる患者が頻繁に訴える症状のアセスメントのために開発された評価票です。国立がん研究センターのホームページから医療従事者向けの資料をダウンロードできます。様々な場面で役立つツールが掲載されていますので、ぜひ一度見てみてください。

▼エドモントン症状評価システム改訂版日本語版（ESES-r-J）

Edmonton Symptom Assessment System revised,(Japanese version)(ESAS-r-J)

あなたは、**今**、どのように感じていますか。最もよくあてはまる数字に○を付けてください。

	0	1	2	3	4	5	6	7	8	9	10
痛み	0 (なし)	1	2	3	4	5	6	7	8	9	10 (最もひどい)
だるさ (元気が出ないこと)	0 (なし)	1	2	3	4	5	6	7	8	9	10 (最もひどい)
眠気 (うとうとする 感じ)	0 (なし)	1	2	3	4	5	6	7	8	9	10 (最もひどい)
吐き気	0 (なし)	1	2	3	4	5	6	7	8	9	10 (最もひどい)
食欲不振	0 (なし)	1	2	3	4	5	6	7	8	9	10 (最もひどい)
息苦しさ	0 (なし)	1	2	3	4	5	6	7	8	9	10 (最もひどい)
気分の落ち込み (悲しい気持ち)	0 (なし)	1	2	3	4	5	6	7	8	9	10 (最もひどい)
不安 (心配で落ち着かない)	0 (なし)	1	2	3	4	5	6	7	8	9	10 (最もひどい)
[　　　] 他の症状 (例：便秘など)	0 (なし)	1	2	3	4	5	6	7	8	9	10 (最もひどい)
全体的な調子 (全体的にどう感じるか)	0 (最もよい)	1	2	3	4	5	6	7	8	9	10 (最も悪い)

[裏面]
図の中で痛みのあるところに
印を付けてください。

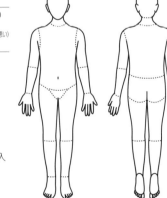

患者名

_____

日付

_____

時間

_____

記入した人（チェックを一つ入れてください）
□患者さんご自身が記入
□ご家族
□医療従事者
□ご家族・医療従事者が手伝い、患者さんが記入
裏面にからだの図があります。

出典：国立がん研究センター（https://www.ncc.go.jp/jp/epoc/division/psycho_oncology/kashiwa/ESAS-r-J_20150929.pdf）
Yokomichi N, Morita T, Nitto A, Takahashi N, Miyamoto S, Nishie H, Matsuoka J, Sakurai H, Ishihara T, Tarumi Y, Ogawa A. Validation of the Japanese Version of Edmonton Symptom Assessment System-Revised. J Pain Symptom Manage. 50 (5) : 718-723, 2015

疼痛

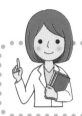

身体的な症状のみに着目するのではなく、トータルペインとして患者の苦痛を捉え、十分にアセスメントし、多職種で支援を行うことが必要です。

疼痛とは

疼痛とは、国際疼痛学会によると「**組織の損傷が起こったとき、あるいは組織の損傷が起こりそうなときに付随する、あるいはそれに似た、不快な感覚体験・情動体験**」と定義されています。また、2022年における「痛みの定義の付記（Note）」には、「痛みは常に個人的な経験であり、生物学的・心理学的・社会学的要因によって様々な程度で影響をうける」「痛みを経験しているという人の訴えは重んじられるべきである」「言葉による表出は、痛みを表すいくつかの行動の一つにすぎない。コミュニケーションが可能でないことは、ヒトあるいはヒト以外の動物が痛みを経験している可能性を否定するものではない」とも書かれています。

したがって、「見た目に傷がないから痛くないはず」「大げさに痛がっているからメンタルの問題」などと片づけるのではなく、本人にしかわからない主観的な症状であり、個人差があるということを念頭に置き、まずは【痛みという経験をしている】ということをしっかり受け止めましょう。

また、聞く人により情報収集や評価に差が出るため、詳細な病歴（痛みの性質や場所、一日のうちで痛む時間、随伴症状、増悪寛解因子、日常生活への障害度など）をとり、**トータルペイン**という視点で患者に接し、多職種で情報共有するとよいでしょう。

疼痛はときに慢性化し、難治性となることがあります。難治性疼痛の危険因子として、神経障害性疼痛、突出痛、心理社会的苦痛、嗜癖、認知機能の異常、痛覚変調性疼痛などが考えられています。

疼痛の分類

疼痛は、以下のように分類されます。

▼侵害受容性疼痛、神経障害性疼痛、痛覚変調性疼痛

侵害受容性疼痛	組織の損傷、あるいは損傷の危険性がある場合に生じる痛みであり、侵害受容器の活性化により生じる疼痛
神経障害性疼痛	侵害受容器や痛覚伝導炉を含む体性感覚神経系の病気や疾患によって生じる疼痛
痛覚変調性疼痛 （nociplastic pain）	侵害受容器を活性化するような損傷やその危険性のある明確な組織損傷、あるいは体性感覚神経系の病変や疾患がないにも関わらず、痛みの知覚異常・過敏に生じる疼痛

出典：猪狩裕紀, 牛田享宏:慢性疼痛のメカニズムとアセスメント,Jpn J Rehabil Med 2021;58:1216-1220

▼疼痛の神経学的分類

	侵害受容性疼痛		神経障害性疼痛
	体性痛	内臓痛	
部位	局在が明確	局在が不明確 関連痛・放散痛では離れた部位に出現することもある	神経分布に沿っている
性質	うずくような痛み 突出痛	鈍痛、漠然とした痛み 重苦しい	持続的（しびれる・しめつける・焼けるような感じ）＋発作的（電気が走るような・刺すような）
その他の特徴	骨痛では体動時・叩打時に増強 局所に圧痛があることも多い NSAIDsが効きやすい 突出痛に対してはレスキューの使用がカギ	悪心・嘔吐等の自律神経症状を伴うこともある 管腔臓器が原因のときは正中付近に自覚しやすい オピオイドが効きやすい	オピオイドやNSAIDs*が効きにくい 鎮痛補助薬が必要になることが多い
主な原因	筋骨格系・皮膚・膜などに由来する炎症や障害・内圧上昇・組織破綻など	実質臓器・管腔臓器の障害	脊髄を含めた神経・神経叢などの障害

出典：大西和子:がん看護学・臨床に活かすがん看護の基礎と実践、ヌーヴェルヒロカワ, 東京, 2011:p236より改変

＊ **NSAIDs**　Non-Steroidal Anti-Inflammatory Drugsの略。

▼関連痛の出現場所

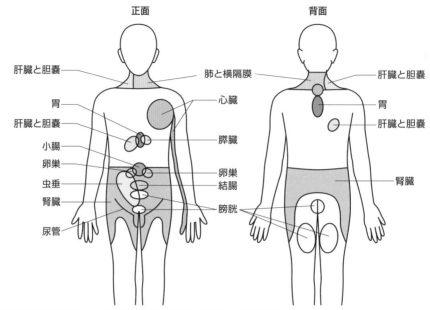

正面　　　　　　　　　　　　　　背面

肝臓と胆嚢　　　　　　　　　　肺と横隔膜　　　　　　　　　　　肝臓と胆嚢

胃　　　　　　　　　　　　　　　心臓　　　　　　　　　　　　　胃

肝臓と胆嚢　　　　　　　　　　　膵臓　　　　　　　　　　　　肝臓と胆嚢

小腸

卵巣　　　　　　　　　　　　　　卵巣

虫垂　　　　　　　　　　　　　　結腸　　　　　　　　　　　　　腎臓

腎臓

尿管　　　　　　　　　　　　　　膀胱

出典：貴邑冨久子/根来英雄, シンプル生理学改訂第8版, 2021年（南江堂刊）

✚ 疼痛のアセスメント：痛みの性質と痛みの部位、痛みの程度

　前述したとおり、疼痛のアセスメントにおいては、詳細な病歴をとることが重要です。

● 痛みの性質

　まずは「**どのような痛みですか？**」とopenに聞き、患者自身の言葉で表現してもらいますが、それが難しい場合は「**重い感じですか？**」「**刺すような痛みですか？**」などとyes/noで答えられるように聞いてみてもよいと思います。しびれや浮腫み、麻痺なども「痛い」と表現される場合がありますので注意が必要です。

● 痛みの部位

　「**どこが痛みますか？**」と聞きながら、必ず場所を指示してもらいます。漠然と「この辺かな～」と示されることもあれば、ピンポイントで示される場合もあります。痛みの局在がはっきりしている場合は体性痛の可能性が高まります。見た目で

は異常がない場合もあり、その場合は関連痛（➡p.83参照）なども念頭に入れ、他に痛む部位がないかも確認します。

● 痛みの程度

　痛みの強さは、医療者間で共有しやすいよう、同一患者にはできるだけ同じスケールを用いて記録します。一般的にはNRS＊、VAS＊、FPS＊、VRS＊などがあります。これらは、薬効の評価や持続時間の評価に使えるので、治療の前後で評価することが重要です。治療でどのくらいの時間でどれくらい改善したか、また、どのくらいで再び痛みが出現するかを評価し記録します。認知症などで自ら表現することが難しい患者の場合は、バイタルサインの変化、表情の変化、体動の有無、緊張の有無などが目安になるので、詳細に観察しましょう。

＊ **NRS**　Numerical Rating Scaleの略。
＊ **VAS**　Visual Analogue Scaleの略。
＊ **FPS**　Faces Pain Scaleの略。
＊ **VRS**　Verbal Rating Scaleの略。

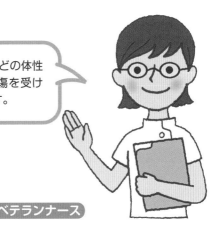

体性痛とは、皮膚や骨、筋肉などの体性組織が炎症を起こしたり、損傷を受けたりすることで生じる痛みです。

ベテランナース

▼痛みの評価方法（NRS、VAS、FPS、VRS）

●NRS（Numerical Rating Scale）

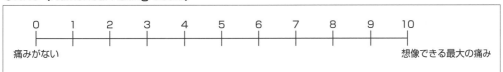

0　1　2　3　4　5　6　7　8　9　10

痛みがない　　　　　　　　　　　　　　　　　想像できる最大の痛み

●VAS（Visual Analogue Scale）

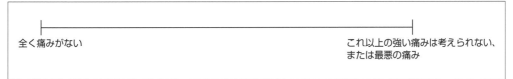

全く痛みがない　　　　　　　　　　　　これ以上の強い痛みは考えられない、または最悪の痛み

●FPS（Faces Pain Scale）

●VRS（Verbal Rating Scale）

痛みなし　　少し痛い　　痛い　　かなり痛い　　耐えられないくらい痛い

出典：日本緩和医療学会.がん疼痛の薬物療法に関するガイドライン, 2010 年版

疼痛のアセスメント：
時間的経過、随伴症状・関連症状、増悪寛解因子など

　他にも時間的経過、随伴症状や日常生活への障害度などを評価します。

● 時間的経過、日内変動、一日のうちで痛む時間
　いつ頃から痛みがあるのか、そのときと比べて今はどうか、という経過の評価を行います。痛みの日内変動があることがわかれば、それに合わせた対処が可能となります。「**一日のうちで痛みに変化はありますか？　朝昼晩で痛みが強いのはいつになりますか？　夜間はいかがですか？**」などと尋ねてみましょう。もし痛みが軽い時間があれば、その時間に整容やシャワーを行ったり、好きなことに時間を費やしたりと日常生活の目安にもなります。

● 随伴症状・関連症状
　痛みに伴って起こる症状を評価することで、痛みだけではなく包括的な対応が可能となります。また、悪心・嘔吐・冷汗といった自律神経症状を伴う場合は内臓痛の可能性もあります。

● 増悪寛解因子
　「**痛みが強くなるときはどんなときですか？これをすると痛みが和らぐ、などの要素はありますか？**」と尋ねてみます。体動が痛みの増悪因子になる場合は、ある程度予測される体動（例えば、リハビリや入浴など）の前に、鎮痛薬を使用するなどの対処を行い、できる限り痛みを抑えた状態で日常生活を送れるように工夫します。
　痛みには冷罨法や温罨法、タッチングやマッサージといったリラクゼーションも大いに効果を示します。また、寝たきりの状態ではポジショニングや体圧分散によっても楽になる場合があります。ただし、疾患によっては逆効果となる場合もありますので、多職種で確認しながら、患者にあった対処法を共有していきましょう。

● 日常生活への障害度
　「**痛みがあることによって、生活の中で一番困ることは何ですか？**」と尋ねてみます。日常生活の中で何に重きを置くかは人それぞれです。患者個別の評価と対応を考えます。

● これまでの治療の効果
　今までの鎮痛薬や鎮痛補助薬の使用歴、効果、副作用などを聞くことにより、効果不十分な対応を繰り返さずに済みます。薬剤以外でも、効果があった対応や効果がなかった対応を確認しておきましょう。薬剤については、使用量が足りていなかったり使用するタイミングが違ったりして効果が得られなかった可能性も考えられます。これまでの経緯を丁寧に聞いていきましょう。患者自身が「これは効かない」と思い込んでいる場合もありますので、一つひとつ確認していきます。

● 精神的・社会的・スピリチュアルな評価
　痛みというのは様々な要因で感じやすくなったり、感じにくくなったりします。皆さんも、疲れがたまっているときや睡眠不足の時などに強く痛みを感じた経験があるかもしれません。逆に、すごく集中しているときには痛みを忘れたりします。一般的に不安や抑うつ状態は痛みを感じる閾値を下げることが知られています。痛みの程度と日常生活の障害度に乖離がある場合は、こうした精神的・社会的側面からのアプローチも重要になります。

治療の目標

治療の目標としては、「**WHO方式がん疼痛治療法**」を目安にするとよいでしょう。がん疼痛治療法という名前が付いていますが、非がんの疼痛にも利用可能です。基本的な考え方は、「疼痛のコントロールを行い、日常生活に近づける」ことです。これを基本として、患者個別に目標を設定すること、目標を患者・家族・医療者全員が共有すること、目標設定を繰り返し見直すことが重要とされています。

▼WHO方式がん疼痛治療法の目標

第一目標；痛みに妨げられない夜間の睡眠
第二目標；安静時の痛みの消失
第三目標；体動時の痛みの消失

●目標の評価

治療前後で日常生活がどう変わったか、本人や家族がどう感じているか、満足度・副作用・困っていることはないか、などの心理的側面も含めて評価します。医療者が一方的に評価するのではなく、効果を確認し患者と評価を共有することで、患者自身や家族の治療満足度の向上につながります。また、目標は評価に基づいて適宜変更する必要があります。終末期では、患者の身体状況が刻一刻と変化するため、迅速かつ細やかな対応が望まれます。

治療の実際

薬物療法と非薬物療法を組み合わせます。ここでは、非がん患者の疼痛について触れたいと思います。

非がん患者の疼痛管理については、確立された治療法や選択肢はありません。したがって、痛みの種類に応じた薬物療法と非薬物療法を併用します。非がん患者の疼痛は、侵害受容性疼痛、神経障害性疼痛、痛覚変調性疼痛が複雑に絡み合っているため、前述の疼痛のアセスメントが重要です（➡ p.84参照）。また、終末期においては、廃用症候群やサルコペニアに伴う筋筋膜痛の合併が多く、鎮痛薬以外のマッサージ、リハビリテーションなども積極的に検討します。

鎮痛薬の選択においては、**侵害受容性疼痛**にはNSAIDsやアセトアミノフェンの非オピオイド鎮痛薬、**神経障害性疼痛**にはプレガバリンやガバペンチン、SNRI（セロトニン・ノルアドレナリン再取り込み阻害剤）、三環系抗うつ薬などが一般的です。ただし、患者の疾患背景や心機能、腎機能、肝機能の状態によっては副作用が強く出たり、原疾患が悪化したりする可能性があり、注意

が必要です。副作用の懸念しすぎるあまり鎮痛薬の使用しない、ということは避けましょう。患者や家族と多職種チームでリスクとベネフィットを話し合い、最適な治療方針を決定することが重要です。

オピオイド鎮痛薬に関しては、日本ペインクリニック学会が「非がん性慢性疼痛に対するオピオイド鎮痛薬処方ガイドライン」でオピオイドの適正使用を啓発しています。このガイドラインでは、乱用や依存の防止を基本とし、適応患者の選定に慎重な判断を求めています。具体的には、心因性疼痛や心理的・社会的要因が強い痛み、薬物・アルコール依存のある患者には適応外とし、他の治療に抵抗性のあるケースに限定されます。

処方方法においても、基本的に定時投与を行い、レスキュー薬は使用せず、経口モルヒネ換算で120mg/日以上の投与を避けること、短期間の使用に留め減量や中止を常に検討することが推奨されています。これらの指針はがん患者に対するオピオイド使用とは大きく異なります（がん患者に対する疼痛管理については他書をご参照ください）。

呼吸困難

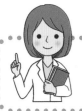

呼吸不全と呼吸困難は必ずしも一致しません。終末期では根本治療が困難な場合も多く、日常生活のケアと鎮静の適応の判断が重要です。

終末期における呼吸困難

終末期において、**呼吸困難**は多く見られる症状で、がん患者よりも非がん患者に多いとされています。ただし、がん患者においては、終末期には肺の病変に関わらず6〜9割に呼吸困難の訴えがあるともいわれます。

原因は様々で、肺疾患はもとより、心疾患、腎不全、肝不全（全身浮腫や腹水を伴う場合）、神経筋疾患（重症筋無力症、ギランバレー症候群など）、代謝疾患（糖尿病性ケトアシドーシス、尿毒症など）、貧血、精神疾患など、ほぼすべての病態で呼吸困難を自覚します。また、加齢により、呼吸筋の筋力低下（➡残気量の増加・換気不十分）、胸郭の硬化（➡肺内ガス交換率の低下）、肺弾性収縮力の低下（➡肺活量の低下）、繊毛運動の低下

（➡気管分泌物の排泄力低下➡肺炎などのリスク）などの生理的変化により呼吸状態に変化をもたらすことが知られており、年齢だけでも呼吸困難感を自覚する要因になります。

呼吸困難は「息が苦しい」という感覚であり、低酸素血症を伴う場合も伴わない場合もあります。疼痛と同様にあくまで主観的な症状ですので、患者の訴えを重視する必要があります。客観的には酸素飽和度や動脈血液ガス分析で数値として評価されますが、必ずしも数値と症状が一致するとは限りません。したがって、「酸素飽和度が良いから気のせい」などと片づけるのではなく、まず症状があるという訴えを受け止めます。

評価スケール

慢性的な訴えになる場合は、NRSやVASスケールなどを用いて経時的に評価することも必要です。疾患に応じて、**修正Borgスケール**、**修正MRC** * **息切れスケール**、**CDS** *、**NYHA** * **心機能分類**での評価などを用い、生活への影響を評価・共有します。

＊**MRC**　Modified British Medical Research Countの略。
＊**CDS**　Cancer Dyspnea Scaleの略。
＊**NYHA**　New York Heart Associationの略。

呼吸困難感の程度だけでなく増悪する時間帯（気管支喘息は明け方に増悪）や体勢での症状変化の有無（心不全は臥位で増悪し座位で改善することが多い）なども確認します。

不安がベースにある患者は「十分に息が吸えず息が詰まりそう」「息ができなくて死んでしまうのではないか」と訴える場合もしばしばあります。

▼修正Borgスケール

0	感じない (Nothing at all)
0.5	非常に弱い (Extremely weak)
1	やや弱い (Very weak)
2	弱い (Weak)
3	中程度 (Moderate)
4	多少強い (Somewhat strong)
5	強い (Strong)
6	
7	とても強い (Very strong)
8	
9	
10	非常に強い (Extremely strong)

▼修正MRC (mMRC) 息切れスケール

グレード 分類	あてはまるものに一つチェック
0	激しい運動したときだけ息切れがある
1	平坦な道を早足で歩く、あるいは緩やかな上り坂を歩くときに息切れがある。
2	息切れがあるので、同年代の人よりも平坦な道を歩くのが遅い、あるいは平坦な道を自分のペースで歩いているとき、息切れのために立ち止まることがある。
3	平坦な道を約100m、あるいは数分歩くと息切れのために立ち止まる。
4	息切れがひどく家から出られない、あるいは衣服の着替えをするときにも息切れが ある。

▼CDS (Cancer dyspnea scale)

	いいえ	少し	まあまあ	かなり	とても
1 らくに息を吸い込めますか？	1	2	3	4	5
2 らくに息をはき出せますか？	1	2	3	4	5
3 ゆっくり呼吸ができますか？	1	2	3	4	5
4 息切れを感じますか？	1	2	3	4	5
5 ドキドキして汗が出るような息苦しさを感じますか？	1	2	3	4	5
6 「はあはあ」する感じがしますか？	1	2	3	4	5
7 身のおきどころのないような息苦しさを感じますか？	1	2	3	4	5
8 呼吸が浅い感じがしますか？	1	2	3	4	5
9 息が止まってしまいそうな感じがしますか？	1	2	3	4	5
10 空気の通り道がせまくなったような感じがしますか？	1	2	3	4	5
11 おぼれるような感じがしますか？	1	2	3	4	5
12 空気の通り道に、何かひっかかっているような感じがしますか？	1	2	3	4	5

出典：国立がん研究センター先端医療開発センター精神腫瘍学開発分野，Cancer dyspnea scaleマニュアル (https://www.ncc.go.jp/jp/epoc/division/psycho_oncology/kashiwa/020/CDS-Manual.pdf)

I	身体活動に制限のない心疾患患者。 日常生活における身体活動では、疲労、動悸、呼吸困難や狭心症状が起きない。
II	身体活動に軽度制限のある心疾患患者。 安静時には症状がない。日常生活における身体活動で疲労、動悸、呼吸困難や狭心痛が起きる。
III	身体活動に高度制限のある心疾患患者。 安静時には症状がない。日常生活以下の身体活動で疲労、動悸、呼吸困難や狭心痛が起きる。
IV	いかなる身体活動を行うにも症状を伴う心疾患患者。 安静時にも心不全や狭心症の症状が存在し、身体活動によって症状が増悪する。

ⅡS度：身体活動に軽度制限のあるもの。　ⅡM度：身体活動に中等度制限のあるもの。

身体的アセスメント

　身体的なアセスメント項目としては、呼吸数（正常は14〜20回/分）、リズム、深さなどを観察します。また、器質的疾患のチェックのため、バイタルサインのチェックや胸部の聴診、チアノーゼの有無、胸鎖乳突筋や他の呼吸補助筋の使用の有無、**奇異呼吸**（吸気時に腹部が陥没し呼気時に突出する。呼吸筋疲労や上気道閉塞が疑われる）の有無、頸動脈怒張や全身の浮腫、ばち指などについて評価します。

　そのうえで、治療が可能か困難かを検討します。例えば、気胸や胸水、肺炎、貧血、心不全などが原因の場合は、それらに対しての治療が有効です。しかし、慢性疾患の末期である場合や悪性疾患の進行に伴うものであれば根本治療は困難であり、症状緩和とQOLの維持が最優先目標となります。ここでも、目標を患者・家族・医療者間で共有しておくことが重要です。**筋萎縮性側索硬化症（ALS＊）**の患者の場合は、**非侵襲的陽圧換気療法（NPPV＊）**などの補助換気の使用も検討されます。

治療

　まずは、前述のとおり、心不全や肺炎などの治療可能な病態がないかを判断し、必要があれば治療介入します。根本治療が困難な場合の呼吸困難感の対症療法として、**酸素療法**と**薬物療法**、**非薬物療法**があります。

●酸素療法

　「低酸素血症を伴わない」呼吸困難感を訴える患者に対する酸素療法は、改善効果が認められておらず、かえって呼吸困難を悪化させる可能性があるので注意が必要です。

＊ALS　　Amyotrophic Lateral Sclerosisの略。
＊NPPV　non-invasive positive pressure ventilationの略。

●薬物療法

原疾患に対する治療を行いつつ、抗不安薬、オピオイド、コルチコステロイドなどを適切に選択します。特に、終末期の耐え難い呼吸困難に対しては**モルヒネ**の適応を検討する場合があります。COPDのガイドライン＊や非がん性呼吸困難の緩和ケア指針＊などではモルヒネの記載がありますが、有効性についての結果は現在のところ一致していません。しかし、ある程度の有効性があるという見解も多いため、標準的な治療を行った上で残存する強い呼吸困難がある場合は、苦痛緩和という意図、自律性（患者やその家族による意思決定と同意）、相応性、チームによる倫理的判断を十分に検討します。予後数日の場合は、モルヒネを使用したことによる呼吸状態の悪化と捉えられる場合もありますので、事前の説明が重要です。また、重症COPD患者では30mg/日以上のモルヒネ使用により死亡率が上昇する可能性が報告されています＊。

非薬物療法

非薬物療法にはいくつかの手段があります。近年は、米国臨床腫瘍学会や欧州臨床腫瘍学会のガイドラインでも非薬物療法の有効性が認められつつあり（原疾患の根本治療が難しいがん患者の呼吸困難に対して、という背景ではありますが）、積極的に取り入れたいところです＊

●日常生活のケア

まず、日常生活においては、楽なポジショニングをとることが重要です。座位や立位の方が、横隔膜が下がり呼吸が楽になることが多いため、患者と相談し楽な姿勢を探します。長時間の座位では尾骨や仙骨の褥瘡発生に注意し、適宜除圧クッションや体位変換を心掛けます。

●排痰ケア

排痰ケアとして、ネブライザーやうがいなどを促し、場合によっては呼吸困難が増悪しない程度に吸痰などを行いましょう。日常生活全般において、呼吸に合わせて動作を行うよう指導します。特に「息こらえ」の動作は呼吸困難感を悪化させやすいので、息を吐きながら動作をする習慣づけを行います。

●排便コントロール

排泄の際の「いきみ」もよくないとされていますので、便秘があれば適宜排便コントロールを行い、楽に排便できるよう心掛けます。

＊**COPDのガイドライン**　日本呼吸器学会COPDガイドライン第6版作成員会・編：COPD（慢性閉塞性肺疾患）診断と治療のためのガイドライン2022第6版. メディカルビュー社, 2022

＊**非がん性呼吸困難の緩和ケア指針**　日本呼吸器学会・日本呼吸ケア・リハビリテーション学会合同　非がん性呼吸器疾患緩和ケア指針2021作成委員会・編：非がん性呼吸器疾患の緩和ケア指針 2021. メディカルビュー社, 2021

＊…**報告されています**　Ekström MP, et al: Safety of benzodiazepines and opioids in very severe respiratory disease: national prospective study. BMJ 348: g445, 2014

＊…**取り入れたいところです**　Hui D, et al: 1Management of Dyspnea in Advanced Cancer: ASCO Guideline. J Clin Oncol 39(12): 1389-1411, 2021

Hui D, et al: 1Management of breathlessness in patients with cancer: ESMO Clinical Practice Guidelines. ESMO open, 5(6): e001038, 2020

● 呼吸介助

呼吸介助については、即時の効果があるとされます。患者の胸郭に両手を当て、呼気に合わせて胸郭に手で圧迫を加え、呼気をサポートします。吸気時には圧迫を解除し胸郭が十分に広がるようにします。これを繰り返し、呼吸困難感が解除されたときや呼吸が楽そうになってきたら一度中止して様子を見ます。

● 送風、温度・湿度の調整

送風についての有効性も注目されており、扇風機（手持ち型や卓上扇風機なども含め）を顔に向けて送風する**送風療法**（fan therapy）により呼吸困難感が緩和される場合があります。顔に当たっている風が心地よく感じる程度のものがよいようです＊。メカニズムとしては、三叉神経第2～3枝領域への冷風刺激による呼吸困難の緩和が考えられていますが、正確にはわかっていません。高温・多湿の環境は呼吸困難の増悪に繋がる場合があり、室温を低めに設定し、窓を開けるなどで空気の流れを作るなど換気についても心掛けます。

呼吸困難感というのは死や病状悪化に直結するイメージが強くなり、不安により呼吸困難が増悪することがあります。落ち着いた対応と頻繁なコミュニケーションを心掛け、不安や孤独感の払拭に努めます。終末期の輸液については別途記載しますが（➡p.70参照）、多すぎる輸液は気道分泌物の増加につながります。「病態に合わせた適切な輸液療法かどうか」ということも常に医療者間で検討する必要があります。

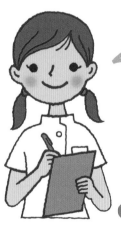

非薬物療法は、どの場所でのケアにおいてもすぐに取り入れることができますね。

新人ナース

＊…がよいようです　Smith TA, et al: Hand-held fans: Physical Properties and Perceptions of Patients with COPD. J Pain Symptom Manage, 63(1): e9-e16, 2021

全身倦怠感

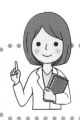

全身倦怠感は過小評価されがちですが、患者のQOLに影響を及ぼします。積極的に介入しましょう。

終末期における全身倦怠感

全身倦怠感も主観的症状であり、一般的に過小評価されやすい傾向にあります。特に疾患の末期になってくると患者は「だるいのはいつものこと」「年齢や病気のせいでだるいのは仕方ない」という気持ちで自己申告しない傾向があり、医療者側も「全身倦怠感があるのは当たり前」「治すことは難しい」という気持ちが出てきてしまい軽視されがちです。

しかし、全身倦怠感は日常生活への影響が大きく、また意思決定に影響を与えるとされ、患者の治療満足度と関連します。丁寧なアセスメントが重要です。

なお、がんにともなう倦怠感については「**がん関連倦怠感**」とされ、ICD-10に定義されています。がんそのものやがんの治療によるもの、がんの治療後に出現するものが含まれています。

一次的倦怠感と二次的倦怠感

全身倦怠感には**一次的**（腫瘍そのものによるもの）と**二次的**（抗腫瘍治療、薬剤性、代謝・内分泌性、心因性、全身疾患によるもの、悪液質症候群など）があります。治療可能な疾患に伴って全身倦怠感が出現していないかを検索する必要があります。

例えば、感染症や心不全、貧血、脱水、電解質異常、血糖異常などは治療可能であるため、全身倦怠感を見逃してはいけません。忘れがちですが、

薬剤により倦怠感が出現していることがあります。倦怠感の出現前に新たな薬剤を開始していないか、改めて確認しましょう。**ステロイド**は、治療にも緩和にも用いられますが、抑うつ・睡眠障害・高血糖・易感染状態・ミオパチーなどにより倦怠感を悪化させる場合があります。また、抑うつによる症状の可能性もありますので、専門的介入が必要な抑うつ気分の有無をスクリーニングすることが重要です。

全身倦怠感のアセスメント

　まず倦怠感の有無と程度を評価しましょう。**「疲れやすくはないですか?」「何かをすることが億劫になっていませんか?」**など患者に合わせて尋ねていきます。患者によっては「まあ、いつもどおりです」などと言うことがありますので、NRSやVASスケール（➡p.148参照）を用いて**「今のだるさはどのくらいですか?」**と聞いてみるといいかもしれません。がんの患者に対しては**CFS**＊などがあります。

　次に、出現時間（一日のうちで疲れやすい時間や比較的楽な時間の把握）や影響を与える要素の評価を行います。例えば、入浴や検査などは比較的体力を使うことなので、面会時間や好きなテレビの時間などがあるようであれば、可能な範囲でスケジュールを調整し、活動と休息のバランスを心掛けます。倦怠感は精神的・社会的にも苦痛を感じます。「この活動があることで安心・満足できる」「この活動は最低限したい」という目標が全身倦怠感のために達成できないとQOLを著しく低下させます。患者の思いを傾聴しどのような思いを抱えているのか理解していきましょう。

▼CFS (cancer fatigue scale)

いは現在…	いいえ	すこし	まあまあ	かなり	とても
1 疲れやすいですか?	1	2	3	4	5
2 横になっていたいと感じますか?	1	2	3	4	5
3 ぐったりと感じますか?	1	2	3	4	5
4 不注意になったと感じますか?	1	2	3	4	5
5 活気はありますか?	1	2	3	4	5
6 身体がだるいと感じますか?	1	2	3	4	5
7 言い間違いが増えたように感じますか?	1	2	3	4	5
8 物事に興味をもてますか?	1	2	3	4	5
9 うんざりと感じますか?	1	2	3	4	5
10 忘れやすくなったと感じますか?	1	2	3	4	5
11 物事に集中することはできますか?	1	2	3	4	5
12 おっくうに感じますか?	1	2	3	4	5
13 考える早さは落ちたと感じますか?	1	2	3	4	5
14 がんばろうと思うことができますか?	1	2	3	4	5
15 身の置き所のないようなだるさを感じますか?	1	2	3	4	5

出典：国立がん研究センター先端医療開発センター精神腫瘍学開発分野, Cancer fatigue scaleマニュアル (https://www.ncc.go.jp/jp/epoc/division/psycho_oncology/kashiwa/020/CFS-Manual.pdf)

＊**CFS**　Cancer Fatigue Scaleの略。

治療・ケア

治療やケアについてですが、前述したように、まずは二次的倦怠感をチェックし、治療可能な疾患については介入を促します。がんの悪液質に伴う全身倦怠感についてはコルチコステロイドの有効性が認められていますが*、漫然とした投与は副作用によるデメリットが治療によるメリットを上回る場合がありますので注意しましょう。

がんの治療中や終末期の患者に対しては、**エネルギー温存・活動療法（ECAM*）**が有用とされています*。前述したように倦怠感の状況を把握し、エネルギーレベルの高い時間帯に優先度の高い活動を行い、エネルギーレベルの低い時間帯は休息に充てます。休息は単に休むということではなく、他者に代行してやってもらうよう指示を出すことも含まれます。できるだけ自分でやりたい、という気持ちがあることを尊重しつつ、エネルギー保存の重要性を説明し理解してもらい、あくまで代行するだけである、というスタンスを心掛けましょう。

また、家族を含め多職種でアプローチし、患者本人が安楽に感じるケアがないかを共に探していきましょう。認知行動療法、マッサージやアロマテラピー、リハビリテーション、温罨法、冷罨法、足浴など、患者の状態に合わせて介入します。また、ご家族は全身倦怠感により活力の低下した本人を目の当たりにすることで辛さや無力感、焦燥感などを感じることがありますので、ご家族のケアも心掛けます。

患者さんの「自分でやりたい」気持ちを尊重する距離感が大事ですね。

新人ナース

---

*…**認められていますが** Yennurajalingam S, et al. Reduction of cancer-related fatigue with dexamethasone: A double-blind, randomized, placebo-controlled trial in patients with advanced cancer. J Clin Oncol 31: 3076-3082, 2013

* **ECAM** Energy Conservation Activity Managementの略。

*…**有用とされています** Barsevick AM, et al. Randomized clinical trial of energy conservation for patients with cancer related fatigue. Cancer 100: 1302-1310, 2004

食欲不振

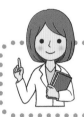

食欲不振は患者本人や周囲にとって、精神的負担の大きい症状です。多職種による支持的な介入が必要です。

終末期における食欲不振の原因

食欲不振は原疾患により起こるものと疼痛や呼吸困難などの身体症状に伴い起こるものがあります。

下表に示すとおり、総じて原因は様々で多岐にわたります。

▼食欲不振の原因

・原疾患によるもの	がん（悪液質を含む）、肺炎、心不全、肝不全、腎不全、電解質異常（特に低ナトリウム血症、高カルシウム血症）、消化器疾患（胃炎、消化性潰瘍、逆流性食道炎、通過障害（イレウスなども含む））、亜鉛欠乏、認知機能低下、フレイル
・身体症状に伴うもの	疼痛、呼吸困難、便秘・下痢、悪心・嘔吐
・口腔内トラブル	義歯の不具合、口内炎、齲歯、歯牙欠損、口腔内乾燥、味覚障害
・精神的影響	不眠、抑うつ、不安、せん妄
・薬剤性	
・環境・嗜好などの影響	

治療

　食欲不振が原疾患に伴う場合はその治療を並行して行い、また身体症状に対しても適切にケアを行います。同時に、これまでの食習慣や嗜好、環境の見直しなども行いましょう。体力の低下やフレイルの進行により嚥下機能が低下し、食形態が合っていない場合もあります。調理の方法や食材、形態などについては管理栄養士や言語聴覚士などの専門家と連携することも重要です。**栄養サポートチーム（NST）** がいる病院では必要に応じて介入を依頼し、栄養補助食品などの利用も検討します。「終末期だから食べられない」「病気があるから食欲がない」とあきらめるのではなく、口腔ケア、環境整備（食べる場所を変えてみる、食器を変えてみる、集中できる環境にする、食欲はなくても気心の知れた人たちと食卓につく、など）などを行うことで改善する場合もありますので、幅広い視点でアセスメントを行いましょう。

　しかし、終末期になり病状が進行した場合、「食べる」ことは生きるための意味合いとは異なり、楽しむことや満足感を得ることが重要視されます。必要量をとることだけを考えず、本人の満足感が得られるもの、食べやすいもの、食べたいものなどを積極的に考慮しましょう。

　薬物療法としては、消化管運動改善薬（メトクロプラミド、ドンペリドン、モサプリドクエン酸塩水和物、六君子湯）などや、コルチコステロイド、プロゲステロン製剤などがあります。副作用や使用のメリット・デメリットなどを考慮し使用を検討します。効果を判定するための期間をある程度決めておき、明らかな効果が無い場合は漫然と投与することを避けましょう。

食べられなくなることに対する精神的ケア

　食欲不振によって食べる量が減り、実際に衰弱してくることにより、「終わりの時」への現実味が増し、本人だけでなく家族にも精神的負担が大きくなります。病状や病期の正確な評価、現在の本人の状態などを一つひとつ丁寧に説明し、共有する必要があります。特に終末期においては、「食べること－楽しむこと・満足すること」という考えに至るまでに大きな葛藤を乗り越える必要があることを忘れず、常に患者や家族の気持ちに寄り添うことを念頭に置きましょう。

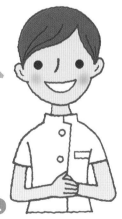

食事は、生命維持だけでなく、重要な基本的なニーズの一つです。これを通じて他者とのつながりを深め、楽しみを共有し、満足感を得ることができ、QOLにも大きく影響していることを知っておきましょう。

先輩ナース

消化器症状
（悪心・嘔吐・便秘・下痢など）

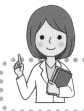

終末期の消化器症状は、原因が多様で様々な病態が関与しています。

終末期における悪心・嘔吐

悪心は主観的症状、**嘔吐**は客観的兆候です。がん患者では化学療法やオピオイドが原因となることが多いですが、原因は多岐にわたります。病態としては、大脳皮質・前庭器・化学受容体引金帯（**CTZ**＊）・末梢（主に消化管や内臓臓器）それぞれの刺激が嘔吐中枢に伝わり、悪心・嘔吐が出現

するとされています。原因別に分類したものが下表です。原因を探るためのアセスメントを行い、原因疾患や身体状況、増悪寛解因子、日内変動などがないかを見ていきます。その上で原因に応じた対応を行います。

▼悪心・嘔吐の原因

・化学的原因	電解質異常（高カルシウム血症、低ナトリウム血症）
	代謝異常（血糖異常、ケトアシドーシス）
	誘発物質（感染によるエンドトキシン、腫瘍によるサイトカインなど）
	臓器障害（腎不全・肝不全）
	薬剤性（抗がん剤、オピオイド、ジギタリス、抗うつ薬、鉄剤など）
・消化器系の問題	運動障害（消化管閉塞、通過障害、便秘、胃内容物の停滞）
	消化性潰瘍、胃炎、逆流性食道炎・胃腸炎
・中枢神経系・前庭系の問題	頭蓋内圧亢進（脳腫瘍・脳出血・脳梗塞など）
	感染（髄膜炎・脳炎など）
	前庭器官の障害
・精神・心理的要因（不安・疼痛など）	
・環境要因（においや視覚刺激など）	

＊**CTZ**　Chemoreceptor Trigger Zoneの略。

悪心・嘔吐の薬物療法

薬物療法としては、消化管運動改善薬（メトクロプラミド、ドンペリドン）、抗ヒスタミン薬（ジフェンヒドラミン・ジプロフィリン配合剤、ヒドロキシジン）、抗精神病薬（ハロペリドール、オランザピン、プロクレルペラジン、ロラゼパム）、コルチコステロイド（デキサメタゾン、ベタメタゾン）などがあります。

消化管運動改善薬は胃内容停滞や上部消化管の通過障害の際に有効ですが、完全閉塞・消化管穿孔の際には禁忌となります。頭蓋内圧亢進時や消化管閉塞などの場合は、抗炎症作用や局所の浮腫の改善を期待してコルチコステロイドが選択されることが多いです。

悪心・嘔吐のケア

嘔吐時のケアは、背中をさする・声を掛けるなどにより安心感を与えつつ、必要時は落ち着くまで付き添います。誤嚥や窒息を防ぐよう、可能であれば側臥位にします。口腔内に吐物や不快感が残るとさらなる嘔吐の誘発になりますので、うがいや口腔ケアを行います。冷水やレモン水などを用いると爽快感により不快感が軽減することもあります。においなどによってもさらなる不快感を誘発することがあり、また、気分転換を図るためにも換気などを行い、外的要因を極力軽減させましょう。洋服の締め付けがないかを確認し、リラックスできるような体位や洋服を選択します。コルセットなどを使用している患者もいますので、必要があれば調整を行います。

悪心や嘔吐でなかなか食事が進まない場合、冷たい食べ物が悪心を誘発しにくいとされており、患者の嗜好に合わせて提供します。精神的要因も関与していることがあり、マッサージやリラクゼーション、アロマテラピー（においによっては逆効果になることがあるので慎重に行います）なども取り入れていきます。

消化管閉塞

消化管の閉塞をきたしている場合、外科的治療や消化管ドレナージなどの処置が必要となります。基礎疾患として消化器系のがん、婦人科系のがん（がん性腹膜炎や播種、癒着などにより生じる）がある場合や腹部手術歴、**消化管閉塞**の既往などがある場合や、激しい嘔吐、便汁様嘔吐、腹部膨満感、腹痛、腸蠕動音の異常などがある場合はすぐに医師に相談します。

下痢

　下痢とは、何らかの原因によって大腸の通過時間の短縮、腸管内の便中の水分が増加し、水様便などが繰り返し排泄されることです。大きく**急性下痢**と**慢性下痢**に分けられます。感染性、消化管機能異常、薬剤性、食餌性（アルコールや経管栄養、人工甘味料など）などが原因となります。**嵌入便**（直腸内で硬便が停滞し、やわらかい便がその隙間を流れて少量ずつ排出される）には注意が必要です。嵌入便は一見すると下痢のようですが、根本原因は便秘ですので、直腸内の硬便を解消する必要があります。

　下痢において問題となるのが、脱水とスキントラブルです。水分摂取量や脱水の有無に注意し、失禁関連皮膚障害の予防・ケアに努めます。下痢も、QOLを低下させる症状の一つです。

下痢の治療

　急性下痢は自己防衛的な生理反応（有害物質の排除）の場合があるため、原因によっては薬物療法（止痢薬）を使いません。宿便や腸閉塞、大腸炎が除外され、特異的な治療法がない場合に薬物療法を検討します。化学療法・放射線療法に起因する下痢は、致命的となる場合があり、適切な管理は重要です。下痢のアセスメントと標準的な看護ケアを表に示します。

▼下痢のアセスメントと標準的看護ケア

食事療法の援助	・脱水予防のため1.5〜2L/日程度の水分をこまめにとることを伝える。 ・電解質も補える経口補水液（スポーツドリンク）、スープなどを勧める。 ・食物繊維の多い食品、腸粘膜を刺激する香辛料、アルコールは避けるよう指導する。 ・少量頻回の食事摂取（バナナ、米飯、リンゴ、トースト、味の付いていないパスタなど）を勧める。 ・イリノテカン塩酸塩水和物の投与時、乳製品は腸管内が酸性に傾きやすいため禁止する。
心理的ケア	・下痢が持続することによる体力の消耗や倦怠感を緩和するため安静が保てる環境に配慮する。 ・不安やストレスは自律神経を刺激し下痢を悪化させる可能性があるため、症状や対処法について説明する。 ・腹部の保温により、腸蠕動亢進が抑制され腹痛の緩和、消化・吸収が促進される。
適切な薬の使用	・止痢薬の種類、服用方法、目的を理解し、排便状況を評価して調整する。 ・早期性下痢の場合、副交感神経遮断薬である抗コリン薬（ブスコパン® など）が有効。
肛門周囲の清潔保持	・下痢が持続することで肛門周囲の皮膚が傷つき、そこから感染が起こる可能性があるため、温水洗浄便座の使用など皮膚や粘膜が傷つかない方法を患者と共に考える。 ・下痢によるびらんが強い場合は、皮膚疾患治療薬を使用する。

出典：終末期看護：エンド・オブ・ライフ・ケア（メヂカルフレンド社 刊）

便秘

便秘も下痢と同様にQOLを低下させます。便秘とは「本来体外に出すべき糞便を十分量かつ快適に排出できない状態」（日本消化器病学会関連研究会，慢性便秘の診断・治療研究会編『慢性便秘症診療ガイドライン2017』（2017，南江堂）とされ、排便回数や量では定義されていません。つまり、「毎日出ているから便秘ではない」、「週に2回しか出ないから便秘だ」などと安易に判断はできません。

便の性状（ブリストルスケールで判断）や排泄パターン、食事量とのバランス、本人の訴え、排泄習慣や排泄などを総合的に判断します。便秘は弛緩性便秘、直腸性便秘、痙攣性便秘に分類されます。

▼便秘の種類

弛緩性便秘	・大腸の蠕動運動低下が原因とされる ・排便回数の減少や下剤を飲まないと出ない、という訴えになることが多い ・若い女性〜高齢者に至るまで、最も多いとされる ・モルヒネの副作用による便秘もこのタイプ ・市販の下剤で対応している人も多い
直腸性便秘	・直腸瘤（努責時に直腸壁が膣側に膨隆してしまう）や骨盤底筋協調障害（努責時に骨盤底筋群が弛緩しない）などが原因とされる ・加齢による便の認知機能障害 ・便の出にくさや残便感の訴えになることが多い
痙攣性便秘	・自律神経の過緊張によって下行結腸やS状結腸内が痙攣性に収縮するため便がその場で停滞し水分が吸収され硬便になることが原因とされる ・コロコロ便、腹満感、下痢と便秘がある、などの訴えになることが多い ・食物繊維摂取不足が関連

便秘の治療

モルヒネなどの副作用以外では非薬物療法を優先させます。排便習慣や食事内容の見直し（不溶性食物繊維・水溶性食物繊維・オリゴ糖などの推奨）、運動や活動と休息のバランスをとり自律神経のバランスを整える、などを心掛けます。改善がない場合は、下剤の使用を検討します。基本的には緩下剤の定時内服と刺激性下剤の屯用を行いますが、便の性状や便秘の種類、本人の訴えや生活パターンなどをもとに、個別的なアセスメントが必要です。

なお、高齢者や腎機能低下症例で酸化マグネシウムを使用する際、排泄遅延による高マグネシウム血症の懸念があるため、定期的な血中マグネシウム濃度の測定を行います。また、薬剤によっては飲み合わせに注意が必要な場合があります。

▼下剤の種類

非刺激性下剤	・膨張性下剤：サイリウム、カルメロース、ポリカルボフィルカルシウム ・浸透性下剤：マグネシウム製剤、ラクツロース、ポリエチレングリコール、ソルビトール ・上皮機能変容薬：ルビプロストン、リナクロチド ・胆汁酸トランスポーター阻害薬：エロビキシバット
刺激性下剤	・大腸刺激性下剤：センノシド、センナ、ピコスルファートナトリウム水和物
その他	・漢方薬（麻子仁丸、潤腸湯、大黄甘草湯、桃核承気湯、大黄牡丹皮湯など）、座薬、浣腸

不眠

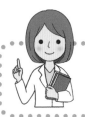

睡眠は、人間の三大欲求の一つです。睡眠が満たされることはQOLの改善に大きく寄与します。不眠の原因を適切にアセスメントし対応しましょう。

終末期における不眠

日本国民の20%は**不眠**に悩んでいるという研究結果があります＊。不眠は身体疾患や精神疾患との併存も多く、がん患者の場合、30～50%に睡眠障害が見られるとされています＊。

終末期においては、身体状況の変化や併存疾患の存在などが、日常生活の活動制限（ADL）や生活の質（QOL）に影響を与えることが多いです。さらに、他の身体症状と一緒に不眠が起こることもあります。睡眠は三大欲求の一つであり、睡眠時間の確保と質の向上は個人の満足度向上につながる重要な要素です。そのため、積極的に睡眠に関するケアを行っていくことが大切です。

不眠の原因

不眠の原因として広く知られているのが「**5つのP**（身体的：Physical、生理的：Physiological、心理的：Psychological、精神学的：Psychiatric、薬理学的：Pharmacological）」です。これらの要因を考慮しながら、不眠の原因を特定し、その改善に取り組みます。また、時には患者が他人からは眠っているように見えても、「眠れない」と訴えることがあります。その際にも、患者の主観を尊重し、彼らの不安や悩みを傾聴することが重要です。不眠による苦しみに焦点を当て、多職種の専門家が介入できる方法を検討することが大切です。

＊…があります　Kim K, Uchiyama M, Okawa M et al : An epidemiological study of insomnia among the Japanese general population. Sleep. 23: 41-47, 2000

＊…とされています　Prevalence and pattern of symptoms in patients with cancer pain: a prospective evaluation of 1635 cancer patients referred to pain clinic, Journal of Pain and Symptom Management 9(6), 372-382, 1994

▼不眠の原因（5つのP）

身体的 (Physical)	疼痛、呼吸困難、頻尿、消化器症状、咳、掻痒感、レストレスレッグ症候群、睡眠時無呼吸症候群など
生理的 (Physiological)	環境変化、昼夜逆転、騒音・光など
心理的 (Psychological)	ストレス、緊張、不安など
精神学的 (Psychiatric)	うつ病、不安障害、気分障害、せん妄、アルコール依存症など
薬理学的 (Pharmacological)	眠の原因となりうる薬剤は多数存在（ステロイド、甲状腺ホルモン、交感神経作動薬、インターフェロン、コリンエステラーゼ阻害薬（認知症治療薬など）、降圧剤、循環器病薬、消化性潰瘍治療薬、免疫抑制剤、抗パーキンソン病薬、カフェイン、アルコールなど）

治療

不眠治療には、薬物療法と非薬物療法があります。また、慢性不眠の場合には、睡眠衛生指導を行うことがあります。

● 薬物療法

最近の研究では非薬物療法が効果の持続性に優れていることが明らかにされています。しかし、臨床現場では薬物療法が多くのケースで選択されています。特に、ベンゾジアゼピン系の薬剤は臨床現場で広く使用されていますが、その使用には翌日への持続効果、筋弛緩作用による転倒のリスク、せん妄、依存・乱用といった懸念があります。世界的には、ベンゾジアゼピン系薬剤の高用量投与や長期投与を避ける方向に向かっています。また、高齢者や併存疾患がある場合、薬物療法は効果が増強されて過度に鎮静化する可能性があり、慎重な評価が必要です。使用前にはせん妄のリスク、転倒のリスク、代謝状態、併用薬などを検討する必要があります。特に高齢者ではベンゾジアゼピン系薬剤によるせん妄が顕著に見られます。

薬剤選択においては、睡眠障害のパターン（入眠困難、中途覚醒、早朝覚醒、熟眠障害など）、薬剤の忍容性、半減期、効果発現時間などを総合的に考慮します。近年は、安全性の観点からメラトニン受容体作動薬（ラメルテオン）やオレキシン受容体拮抗薬（スボレキサント、レンボレキサント）が第一選択薬として多くの場面で採用されています。不安や抑うつを伴う睡眠障害の場合は、抗不安薬（ロラゼパム、シアゼパム、ブロマゼパム、クロナゼパム）や抗うつ薬（トラゾドン、ミアンセリン、ミルタザピン）の使用も検討されます。また、せん妄状態あるいはそのリスクが高い場合は、非定型抗精神病薬（リスペリドン、クエチアピン、オランザピン）なども選択肢として考えられます。

● 非薬物療法

　非薬物療法には多くの方法が存在しますが、特に不眠症に対する**認知行動療法（CBT-I**＊**）**の有用性が認められています＊。近年ではCBT-Iが不眠症だけでなく、精神疾患（うつ病、PTSD、アルコール依存症）や身体疾患（がん、慢性疼痛、変形性関節炎、線維筋痛症、透析、慢性閉塞性肺疾患）に伴う併存不眠症にも有効であると報告されています。ただし、CBT-Iは専門的なトレーニングを受けた専門家によって行う必要があるため、介入が必要と感じた場合は専門家への相談が重要です。

● 睡眠衛生指導

　慢性不眠の場合には、表に示す睡眠衛生指導を行うことがあります。また、眠くなってから寝床に移動する（睡眠効率の改善）、無理に眠ろうと頑張らない、睡眠時間にこだわらない、寝床でのタブレットやスマートフォンなどの使用を避ける、起床時間を一定にする、朝に日光を浴びる、などの一般的な推奨事項があります。ただし、終末期においては、多くの時間を臥床して過ごすことになり、体力や病勢によっては昼間も傾眠傾向になることもあります。また、終末期でほぼ経口摂取はできないけれど、寝る前に一口だけお酒を飲むのが楽しみ、という場合もあります。そのような場合に、「睡眠のために寝酒はやってはいけない」と画一的に禁止するのではなく、その人のQOLを優先して対処していきます。手足のマッサージ、足浴、漸進的筋弛緩法、自律神経訓練なども取り入れ、睡眠前にリラックスできる時間を心掛けるようにすると良いでしょう。

▼主な睡眠衛生指導

①刺激物の摂取回避（特に午後以降）、寝酒の回避
②寝室環境の調整（暗く、静かに）
③昼寝の禁止
④日中の運動促進・就寝前の激しい運動の回避
⑤寝室に時計を置かない

＊ **CBT-I**　Cognitive Behavioral Therapy For Insomniaの略。

＊…認められています　Okajima I, Komada Y, Inoue Y : A meta-analysis on the treatment effectiveness of cognitive behavioral therapy for primary insomnia. Sleep Biol Rhythm 9 : 24-34, 2011

Smith MT, Perlis ML, Park A et al : Comparative meta-analysis of pharmacotherapy and behavior therapy for persistent insomnia. Am J Psychiatry 159 : 5-11, 2002

Okajima I, Nakamura M, Nishida S et al : Cognitive behavioural therapy with behavioural analysis for pharmacological treatment-resistant chronic insomnia. Psychiatry Res 210 : 515-521, 2013 8) Morin CM,

Vallieres A, Guay B et al : Cognitive behavioral therapy, singly and combined with medication, for persistent insomnia : a randomized controlled trial. JAMA 301 : 2005- 2015, 2009

せん妄

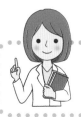

せん妄は、特に入院患者でよく出会う症状の一つです。非薬物的な対応が最も重要です。

せん妄とは何か？

せん妄は、日常の臨床診療において頻繁に遭遇する状態で、一般入院患者の約20〜30％に見られます。特に高齢者になると、発症率はさらに高くなります。せん妄は患者とその家族にとって苦痛を増幅させるばかりでなく、医療提供者にも大きな負担をかけることがあります。さらに、身体疾患の予後にも関連し、入院期間の延長、再入院率の増加、死亡率の上昇、認知症への移行頻度の増加などと関連付けられ、医療の意思決定にも影響を与える可能性があります。そのため、医療従事者としては予防、早期発見、早期介入が極めて重要です。

せん妄の主要な症状は、身体疾患、薬物、環境要因などが影響し、急激に日内変動する「**意識障害**」です。注意力の低下、睡眠覚醒リズムの乱れ、感情・気分の変動、幻覚や錯視などが一般的な症状です。これらの症状は通常、夕方から夜間に悪化する傾向があります。また、症状の持続期間に基づいて「**急性**（数時間または数日間）」と「**持続性**（数週または数か月）」の2つのカテゴリーに分けることができます。

せん妄のスクリーニング

せん妄のスクリーニングは、**CAM**＊や**3D-CAM**＊などが簡便です。他に、**SQiD**＊というシンプルなものもあり、日頃の患者を知っている知人や家族には、「このところより混乱していると思いますか？(Do you think [name of patient] has been more confused lately?)」という質問をします。これらの日本における感度や特異度、信憑性などの検討は行われていないので注意が必要ですが、せん妄を疑うきっかけにはなるかもしれません。上手に利用していきましょう。

＊ **CAM** Confusion Assessment Methodの略。
＊ **3D-CAM** 3-minute Diagnosis Assessment for CAMの略。
＊ **SQiD** Single Question in Deliriumの略。

せん妄のサブタイプ

　せん妄というと、夕方くらいからそわそわし始め、夜間に大声を出す、点滴を自己抜針する、などのイメージが強いかもしれませんが、実は「**過活動型**」「**低活動型**」「**混合型**」に分けられ、活発になったり大声を出したりする「過活動型」は25％程度であり、低活動型が最も多いとされます。

　低活動型はケアや医療への抵抗はないことが多く、うつ状態と混同されたり見逃されたりすることがあるので注意が必要です。

▼DSM-5におけるせん妄のサブタイプ

　DSM-5においては、せん妄の活動性に関するサブタイプを特定することとなっている。それぞれのサブタイプについては、以下のように記述されている。

過活動型	その人の精神運動活動の水準は過活動であり、気分の不安定性、焦燥、および／または医療に対する協力の拒否を伴うかもしれない
低活動型	その人の精神運動活動の水準は低活動であり、混迷に近いような不活発や嗜眠を伴うかもしれない
混合型	その人の注意および意識は障害されているが、精神運動活動の水準は正常である。また、活動水準が急速に変動する例も含む

出典：日本精神神経学会 日本語版用語 監修, 高橋三郎、大野裕 監訳. DSM-5精神疾患の診断・統計マニュアル. 医学書院, 2014：pp588-9より引用

▼せん妄のサブタイプの特徴

過活動型せん妄	24時間以内に以下のうち2項目以上の症状（せん妄発症前より認める症状ではない）が認められた場合 ・運動活動性の量的増加 ・活動性の制御喪失 ・不穏 ・徘徊
低活動型せん妄	24時間以内に以下のうち2項目以上の症状（せん妄発症前より認める症状ではない）が認められた場合（活動量の低下または行動速度の低下は必須） ・活動量の低下 ・行動速度の低下 ・状況認識の低下 ・会話量の低下 ・会話速度の低下 ・無気力 ・覚醒の低下／引きこもり
混合型	24時間以内に、過活動型ならびに低活動型両方の症状が認められた場合

出典：Meagher D. et A new data-based motor subtype schema for delirium. J Neuropsychiatry Clin Neurosci 2008: 20: 185-93より引用

認知症とせん妄

　認知症はせん妄の準備因子であり、せん妄と重なる特徴が多く、特に認知症のタイプによっては、せん妄との鑑別が困難なことがよくあります。せん妄は通常急に発症し、日内で症状の変動があり、多くの場合は可逆的です。しかし、せん妄が認知症へ移行するケースもあり、経過観察でも鑑別が難しいのが現実です。

● 終末期の治療困難なせん妄

　終末期には治療が困難なせん妄が生じることがあり、特に死亡前24〜48時間に起こる改善見込みのないせん妄は「**終末期せん妄**」と呼ばれます。完全な回復は難しいものの、可能な原因の調整と日常ケアの見直しにより、症状の緩和を目指すことが重要です。

せん妄の原因

　せん妄の原因として、3つの因子（直接因子、準備因子、促進因子）が関与しているとされます。まず、**直接因子**が存在し、そこに**準備因子、促進因子**が加わり複雑に絡み合うことでせん妄が発症します。これらの要素を正しく理解した上で、介入を行うことが必要です。またせん妄は一度発症すると身体機能や予後に影響を与えるため、予防が必要です。要因を丁寧に抽出し、介入可能なものについては積極的に介入しましょう。

▼せん妄の原因となる3つの因子（直接因子、準備因子、促進因子）

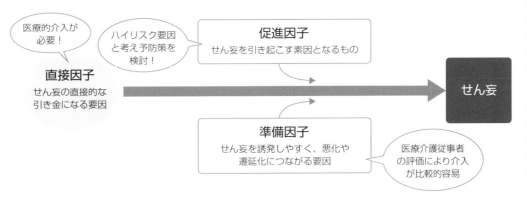

▼因子の具体例

直接因子	身体疾患（電解質異常、糖代謝異常、心不全、肝不全、腎不全、感染症、脳血管障害、貧血、低酸素血症、脳炎、ビタミン欠乏、脱水など）、薬剤（ベンゾジアゼピン系、オピオイド、ステロイド、抗コリン作用のある薬剤、抗ヒスタミン薬、ヒスタミンH2受容体拮抗薬、抗けいれん薬など）、アルコール離脱、手術
準備因子	高齢、認知症、脳器質的疾患の存在、アルコール多飲、せん妄の既往、神経変性疾患
促進因子	身体的苦痛（疼痛、不眠、便秘、尿閉、視力・聴力障害、身体拘束、チューブ類による身体制限や強制的な臥床など）、精神苦痛（不安、抑うつ、身体拘束など）、心理社会的ストレス、環境の変化（入院、集中治療室、騒音）

看護師や介護士の役割

　直接因子、準備因子、促進因子のうち、促進因子の除去が看護師や介護士の大きな役割です。入院自体が大きな環境変化であり、それだけでも促進因子になりますが、加えていつも使っていた眼鏡や補聴器や義歯がないことによるコミュニケーション障害もせん妄を引き起こすリスクです。環境遮断・見当識障害・不安増強を引き起こし、せ

ん妄発症の大きなリスクとなります。また、身体拘束がある場合にせん妄のリスクが2.9倍増加すると報告されています＊。

　身体安全のためにやむない部分はあるかもしれませんが、点滴ルートや点滴時間の工夫などを行い、点滴を中止できないか、また、抑制の必要はあるのか、ということを日々話し合う必要があります。

せん妄への対応

　せん妄の対応については、非薬物療法が重要ですが、薬物療法も用いられます。

● 薬物療法

　せん妄に対する抗精神病薬の効果については明らかな有効性は示されていないものが多いのですが、苦痛の除去、睡眠の確保という観点から薬剤を使用する現状も多いです。使用の際はその目的やメリット・デメリットを考慮し選択します。不眠に対して使用していたベンゾジアゼピン系薬剤によってせん妄が誘発され、さらなる不眠に陥る、ということもありますので、内服している薬剤は一通り注意します。

　薬物療法としては、トラゾドン、クエチアピン、リスペリドン、ハロペリドールなどが選択肢に挙がります。クエチアピンは糖尿病患者では禁忌、ハロペリドールはパーキンソン病には禁忌となっていますので注意が必要です。また腎機能低下症例や高齢者では効果が遷延し過鎮静になることがあるので注意します。薬剤使用時は、漫然と投与するのではなく終了や漸減について常に検討することが必要です。

● 非薬物療法

　非薬物療法としては、表に示すことを意識します。多職種での介入・支援が有効です。

▼せん妄における非薬物療法のポイント

- ・見当識への支援（時計（日頃使用しているものがあれば持ってきてもらう）・カレンダー・日時や場所、季節を心掛けた日々の声かけ）
- ・眼鏡・補聴器の使用
- ・照明の調整（昼間は明るく、夜は薄明り（真っ暗にはしない）、朝にはカーテンを開ける）
- ・生活リズムを整える
- ・身体的苦痛（疼痛、呼吸困難、掻痒、便秘、不眠など）へのケア
- ・基本的ニード（排便、排尿、口渇など）への対応
- ・ルート類の管理（活動の妨げにならないよう工夫、投与時間などの考慮、不要なものは抜去する）
- ・なじみのある環境（家族の写真、思い入れのある品、普段使用している衣類など）
- ・脱水予防、リスク薬剤の管理
- ・部屋の安全確保（障害物や危険物は除去、身体状況に応じた導線の工夫）
- ・落ち着いた態度で接する（ゆっくり簡素に説明、穏やかで静かな口調、否定しない）

出典：Oh ES, et al: Delirium in older persons: Advances in diagnosis and treatment. JAMA, 318: 1161-1174, 2017
　　　Marcanronio ER: Delirium in hospitalized older adults: N Engl J Med, 377: 1456-1466, 2017

コミュニケーション

せん妄の場合は、患者本人への接し方が大事です。家族は初めて見る患者の状態に、ついイライラしたり大声や命令口調になったりすることがありますが、そのような行動はかえって症状を助長させる恐れがあります。まずは話を否定せず、目線を合わせ、ゆっくりと静かなトーンや穏やかな表情で話すよう心掛けます。体の不具合が原因あることもあり、それをうまく伝えられない場合もありますので、身体的な苦痛がないか、体の変化はないか、バイタルは乱れていないか、などをアセスメントします。

また、家族へのケアも重要です。家族の中にはせん妄という状態を知らない人も多いので、なぜ発症したのか、せん妄とはどのような状態なのか、今後どうなっていくのか、などを説明します。また、終わりの日が近くなったときに発症・進行す

ることもありますので、適宜病状説明を行います。

終末期においては、改善が難しい疾患に伴って起こる場合もあります。その際は不可逆的になることがあり、治療の目的・目標を明確にし、患者や家族・多職種で共有する必要があります。例えば「せん妄による過活動を抑え休めるようにする」「夜間の不眠を改善し、日中家族に会える時間に起きていられるようにする」などです。場合によっては薬物療法を選択しますが、全身状態の一定しない患者の場合は、過鎮静になったりすることもあり、ご家族への説明が重要です。ご家族も「薬で寝かせられている」「薬のせいで死期が早まった」と思ってしまうことがありますので、心身の苦痛の緩和を第一の目標として対応すること、薬を使用しても死期が早まるわけではないことなどは特に丁寧に説明する必要があります。

▼せん妄に対しての説明の例

- ・せん妄とは、体の状態や病気に伴って起こる、意識の障害の一つです
- ・本人の意思とは関係なく起こり、入院している多くの患者、特に高齢になると起こりやすいとされます
- ・体の病気をはじめ、色々な要因で起こるとされますが、病状の進行に伴って出現することもあります
- ・時間や場所、今自分がどういう状況なのかがわかりにくくなり、混乱することがあります
- ・一日の中でも、調子がいい時間とあまり調子が良くない時間があります
- ・ご本人自身も、不安を感じられることがあるので、やさしく声を掛けてみてください
- ・いつもと違うと感じられるのですね。普段はどのようなお人柄ですか
- ・ご家族から見ていて辛く感じることはありますか
- ・日頃、慣れ親しんだものが近くにあると安心することがありますので、いつも使っていたものや服、ご家族の写真などをお持ちいただくことはできますか

＊…**報告されています**　井上真一郎：専門家を目指す人のための緩和医療学, 日本緩和医療学会編, 改訂第2版, P233, 南江堂, 2019

抑うつ・不安

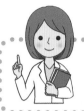

気分の落ち込みや不安感だけでなく、食欲低下や不眠などがあれは抑うつ状態についても視野に入れてアセスメントしましょう。

➕ 抑うつ状態とは

抑うつ状態とは、気分の落ち込みや活動意欲の低下、集中力の低下、食欲の異常（低下または亢進）、味覚障害、睡眠障害などをきたしている状態とされます。「**不安**」というのは、将来の脅威に対する漠然とした恐れのことをいい、一般的に対象がはっきりしているものは「**恐怖**」とされますが、両者は重複することが多く、明確には分けられないことがあり、臨床上はまとめて考えても問題はありません。

誰でも健康状態に問題があるとき、抑うつ気分や不安を抱えることがありますが、がん患者の場合は20〜40%に治療介入が必要な不安・抑うつがあるとされます＊。

➕ 抑うつ・不安の経過

抑うつ状態や不安は、それ自体が苦痛であるだけでなく、QOLの低下、治療やケアに対するアドヒアランスの低下、意思決定能力の低下、家族の負担の増大などがあり、早期に適切な介入を行うことが求められます。

通常何らかのストレス反応があった場合、心の反応は次ページ図のように経過することが知られています。これらの経過や期間については個人差がありますが、一般的に考えられるある一定の期間を過ぎても症状が強く長く続く場合には注意が必要です。不安や軽い抑うつを伴う適応障害に移行するのは10〜30%程度、強い不安やうつ状態となり大うつ病・不安障害になるのは3〜10%程度とされます。

＊…**とされています** Wilson KG, et all: Depression and anxiety disorders in palliative cancer care. J Pain Symptom Manage 33: 118-129, 2007

▼がんによるストレスへの心の反応

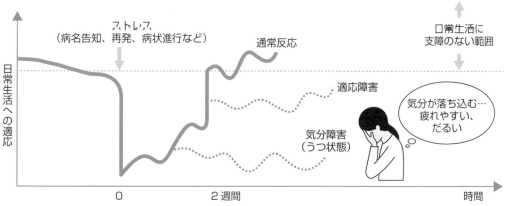

参考元：国立がん研究センターがん情報サービス「患者必携　がんになったら手にとるガイド　普及新版」

抑うつ状態や不安の原因

　抑うつ状態や不安が強く出る原因は多岐にわたり、医学的側面（予後不良、再発がん、身体的症状や苦痛が強い、副作用が強い治療を予定している、薬剤[インターフェロン・ステロイドなど]）、患者本人の心理的側面（これまでのストレスへの適応度、うつ病などの精神疾患の既往、アルコールや薬物依存、神経質・悲観的、主治医への信頼の低さ）、社会的側面（仕事への影響、仕事や家庭内での役割の喪失、独居、ソーシャルサポートに乏しい、家庭内の問題がある、経済的問題がある）などが複雑に関与しているとされます。

スクリーニング

　スクリーニングについては、**HADS**＊や**二質問票**、**つらさと支障の寒暖計**、などが簡便でよいと思います。もし抑うつ状態を疑うようなときは、**希死念慮**についての確認も必要です。確認すること自体が自殺を助長することはないとされますが「死にたいですか？」と直截的な物言いではなく、「このままつらい状態が続けば、消えてしまいたいと思ったことはありますか？」「このまま目が覚めなかったらいいのに、など思ったことがありますか？」のようにあまり刺激しないような言葉使いや表現にします。希死念慮が認められた場合、特に具体的な自殺の方法を考えている場合には、精神科の早期介入が必要です。

　他にも、うつ病の既往がある、社会的支援の脆弱、予後不良、疾患による機能障害が大きい、被害妄想といった精神病症状がある場合も専門科に早期介入を依頼します。

＊ **HADS**　Hospital Anxiety and Depression Scaleの略。

▼HADS (Hospital Anxiety and Depression Scale)

気分の変化は病気に重要な影響を与えることもあり、これを知ることが治療に役立つことがあります。以下の質問にあまり考え込まずにお答えください。長い時間考え込むと不正確になることがあります。各項目一つだけお答えください。

☆ HAD尺度　　最近の気持ちについて、あてはまる数字に○ をつけて下さい。

1. 緊張したり気持ちが張りつめたりすることが；
   1　しょっちゅうあった
   2　たびたびあった
   3　ときどきあった
   4　まったくなかった

2. むかし楽しんだことを今でも楽しいと思うことが；
   1　まったく同じだけあった
   2　かなりあった
   3　少しだけあった
   4　めったになかった

3. なにか恐ろしいことが起ころうとしているという恐怖感を持つことが；
   1　しょっちゅうあって、非常に気になった
   2　たびたびあるが、あまり気にならなかった
   3　少しあるが気にならなかった
   4　まったくなかった

4. 物事の面白い面を笑ったり、理解したりすることが；
   1　いつもと同じだけできた
   2　かなりできた
   3　少しだけできた
   4　まったくできなかった

5. 心配事が心に浮かぶことが；
   1　しょっちゅうあった
   2　たびたびあった
   3　それほど多くはないが、ときどきあった
   4　ごくたまにあった

6. きげんの良いことが；
   1　まったくなかった
   2　たまにあった
   3　ときどきあった
   4　しょっちゅうあった

7. 楽に座って、くつろぐことが
   1　かならずできた
   2　たいていできた
   3　たまにできた
   4　まったくできなかった

8. 仕事を怠けているように感じることが；
   1　ほとんどいつもあった
   2　たびたびあった
   3　ときどきあった
   4　まったくなかった

9. 不安で落ちつかないような恐怖感を持つことが；
   1　まったくなかった
   2　ときどきあった
   3　たびたびあった
   4　しょっちゅうあった

10. 自分の顔、髪型、服装に関して；
    1　関心がなくなった
    2　以前よりも気を配っていなかった
    3　以前ほどは気を配っていなかったかもしれない
    4　いつもと同じように気を配っていた

11. じっとしていられないほど落ち着かないことが；
    1　しょっちゅうあった
    2　たびたびあった
    3　少しだけあった
    4　まったくなかった

12. 物事を楽しみにして待つことが；
    1　いつもと同じだけあった
    2　以前ほどはなかった
    3　以前よりも明らかに少なかった
    4　めったになかった

13. 突然、理由のない恐怖感（パニック）におそわれることが；
    1　しょっちゅうあった
    2　たびたびあった
    3　少しだけあった
    4　まったくなかった

14. 面白い本や、ラジオまたはテレビ番組を楽しむことが；
    1　たびたびできた
    2　ときどきできた
    3　たまにできた
    4　ほとんどめったにできなかった

HAD Scale 配点表

	A	D
1	3	8　3
	2	2
	1	1
	0	0

	D	A
2	0	9　0
	1	1
	2	2
	3	3

	A	D
3	3	10　3
	2	2
	1	1
	0	0

	D	A
4	0	11　3
	1	2
	2	1
	3	0

	A	D
5	3	12　0
	2	1
	1	2
	0	3

	A	A
6	3	13　3
	2	2
	1	1
	0	0

	A	D
7	0	14　0
	1	1
	2	2
	3	3

A : Anxiety
D : Depression scores
　0 − 7　: non
　8 − 10 : doubtful
　11 − 21 : definitex

出典：八田ほか，Hospital Anxiety and Depression Scale 日本語版の信頼性と妥当性の検討ー女性を対象とした成績ー 心身医学 38巻 第5号, 309-315, 1998 (https://www.jstage.jst.go.jp/article/jjpm/38/5/38_KJ00002386587/_pdf/-char/ja)

▼二質問票

1. この1か月間、気分が沈んだり、憂うつな気持ちになったりすることがよくありましたか。
2. この1か月間、どうも物事に対して興味がわかない、あるいは心から楽しめない感じがよくありましたか。

出典：鈴木竜世, 野畑綾子, 金直淑ほか：職域のうつ病発見および介入における質問紙法の有用性検討：Two-question case-finding instrument と Beck Depression Inventory を用いて. 精神医学, 45：699-708.2003

▼つらさと支障の寒暖計

1 この1週間の気持ちのつらさを平均して、数字に○を付けてください。

最高につらい 10 9 8 7 6 5
中くらいにつらい 4 3 2 1
つらさはない 0

2 その気持ちのつらさのためにどの程度、日常生活に支障がありましたか？

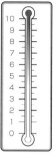

最高に支障がある 10 9 8 7 6 5
中くらいに支障がある 4 3 2 1
支障はない 0

つらさ4点以上、支障3点以上の場合、適応障害やうつ病などの精神症状の可能性があるとされる

出典：Akizuki, N. et al. 国立がん研究センター精神腫瘍学グループホームページ（http://pod.ncc.go.jp/shiryou/siryo_ds.html）より引用

抑うつ状態や不安の兆候

不安は身体症状として現れることがありますので注意が必要です。頭痛、動悸、めまい、呼吸困難、悪心、食欲低下、不眠、疼痛など、原因がはっきりしない場合や、気分や思考の症状（いらいら、落ち着かない、集中できない、過度な心配や確認行動、マイナス思考、考えのまとまらなさ、意欲の低下、忘れっぽい、決断力の低下など）があるときは、その背景にある心理状態にも気を向けるようにしましょう。

抑うつ状態には、「食欲低下」「不眠」「全身倦怠感」がほぼ必発とされますが、終末期の患者や病状が進行する過程で、これらの症状が伴うこともよくありますので、「治療可能な身体疾患によるものではないか」、「専門的介入が必要な抑うつ状態ではないのか」を十分にアセスメントします。今まで楽しめていたことが楽しめない、新聞が読めない、人と会うのが億劫、などの訴えや、いつもテレビを見ていた人が見なくなった、ケアに対してあまり協力的でない（礼節はある程度保たれていることが多いです）、表情に活気がない、などのことがあれば要注意です。

ケア・支援

　ケアについてですが、**全般的支援**（支持的対応、情報共有、ニーズへの対応など）と**専門的対応**（**薬物療法**と**非薬物療法**）があります。

●全般的支援

　全般的支援としては、何よりも支持的な対応です。患者の発する言葉や態度をありのまま受け止めるようにします。「**ご心配ですよね**」「**そう感じられるのもごもっともだと思います**」など、認める姿勢を伝え、患者自身に関心を持っていることを非言語的な対応も含めて提示し、安心と保証を与えることが重要です。過度な励ましは負担になるとされるので避けましょう。また、背景にある不安や心配事、困っていることを訪ね、安全・安心に療養できるよう、必要であれば医学的・社会的な情報提供を行い、専門職種につなげ、解決策を一緒に考えます。ただ、すべてを引き出そうとか、すべてを解決しようとすると心理的負担にもなりかねないので、時にはそっと見守るという姿勢や、ただそばに寄り添うという距離感も大事になります。多職種で情報を共有し、職種によって対応に差が出ないよう注意します。抑うつ状態では医療従事者からの心理的サポートが有効とされ、チームとして患者を支えていく体制を整えていくことが重要です。

●非薬物療法

　非薬物療法には、心理療法（支持的・表出的精神療法、認知行動療法、マインドフルネス心理療法など）、リラクセーション法（漸進的筋弛緩法、呼吸法）などがあり、必要に応じて心理職や精神科医につなげます。

●薬物療法

　薬物療法は、特に抗うつ薬では効果発現に2～4週程度要するのが一般的ですので、早期発見・早期介入が重要です。また、最初の1～2週間は強く副作用を感じることがあり、薬を飲んだらかえって悪くなった、と自己中断するリスクがありますので、あらかじめ十分な説明を行うことが重要です。

　抗不安薬（アルプラゾラム、ロラゼパム、エチゾラム）、SSRI（選択的セロトニン再取り込み阻害）、SNRI（セロトニン・ノルアドレナリン再取り込み阻害薬）などがあります。いずれも、めまい、ふらつき、眠気、消化器症状などの副作用がありますが、頭痛や肝機能障害、振戦なども出現することがあります。抑うつ状態の中に大うつ病や双極性障害が隠れている場合もあり、薬剤を使用することで躁転することがありますので、評価が不十分のまま容易に薬剤を使用せず、迷うときは専門科へのコンサルトが望ましいです。

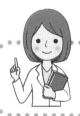

浮腫

浮腫は客観的所見ですので、患者や家族の関心を引きやすく、改善を期待されることが多い症状です。

浮腫とは

浮腫とは、「細胞外の組織間質における間質液の増加」と定義されます。体液量が10%増加すると下肢浮腫が認識できるとされます。

▼体液の分布

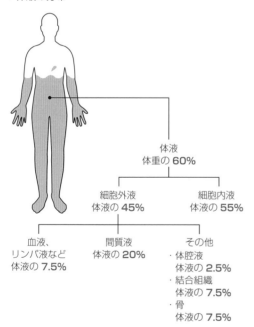

▼浮腫が起きるメカニズム

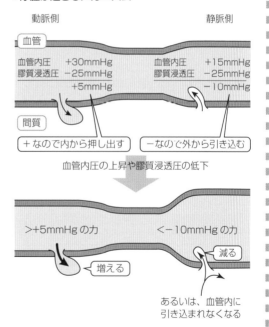

出典：看護roo! 浮腫（ふしゅ）に関するQ＆A (https://www.kango roo.com/learning/3141/ 3141/)

浮腫の分類

　血管内の水分保持には、静水圧や膠質浸透圧、血管透過性、リンパ管のドレナージ力などが関与しており、それぞれの障害で浮腫が起こります。それらの原因による分類と、浮腫の起こる部位（全身性・局所性）での分類があります。浮腫は客観的評価が可能であるため、**全身性**と**局所性**に分けて説明します。

▼浮腫の分類

全身性浮腫		
心疾患	うっ血性心不全など	姿勢により浮腫が出現する部位が異なることがある 右心不全をきたすと顔面や上肢の浮腫が見られる
腎疾患	腎不全、ネフローゼ症候群など	急性糸球体性腎炎では眼瞼にも認められる ネフローゼ症候群は全身に強い浮腫が認められる
肝疾患	肝硬変、肝炎など	腹水を伴うことが多い 末期の肝硬変では黄疸や門脈圧亢進症状を伴う
内分泌疾患	甲状腺機能異常	甲状腺機能低下では非圧痕性浮腫になる
低栄養	一次性（食事摂取不良、脚気） 二次性（悪性腫瘍や吸収不良症候群、蛋白喪失性胃腸症）	低アルブミンに伴い出現
その他	薬剤性 感染性（EBウイルス、パルボウイルスなど） 貧血（二次的に心負荷がかかる） 物理的要因 月経性浮腫 特発性浮腫	薬剤としてはNSAIDs、ステロイド、血管拡張薬、降圧薬、抗がん剤などが良く知られている EBウイルスの場合、特徴的な両眼瞼の浮腫が見られる
局所性浮腫		
静脈閉塞	深部静脈血栓症、静脈瘤 上大静脈症候群	下肢の左右差がある場合は注意 上大静脈症候群は、縦隔の病変（肺がんや悪性リンパ腫が多い）による上大静脈の圧排や上大静脈内血栓により頭頸部や顔面、上半身の浮腫がおこる
リンパ管疾患	リンパ静脈性うっ滞、リンパ管閉塞など	原発性（一次性）；先天性、早発性・晩発性リンパ浮腫 続発性（二次性）；手術後、外傷後、悪性リンパ浮腫 がん性リンパ管症 寄生虫

アセスメント

アセスメントとしては、まずは全身性か局所性か、急に発症したのかそれとも慢性の経過なのかを判断します。既往歴や併存疾患を確認し、心不全兆候（労作時や夜間の呼吸困難、起坐呼吸、静脈怒張など）や肝不全兆候（黄疸や皮膚黄染、腹水など）、局所の炎症所見をチェックします。また、栄養状態や適切な補液量であるか（chapter3「終末期の栄養について」（➡p.70参照）終末期のがん患者で生命予後が1〜2か月の場合、補液は1000mL／日以下が推奨されています）、なども確認します。薬剤にも注意が必要です。ここでも、一概に終末期だから、という理由に治療可能な疾患を検索する姿勢を諦めてはいけません。

薬物療法

薬剤としては、原疾患に対する対応に加え、一般的には利尿薬が選択されることが多いです。低たんぱく血症に伴う浮腫にはある程度有効とされますが、電解質異常や腎機能障害の助長には注意します。高齢者や終末期の場合はなんとか平衡状態を保っていることが多いので、バランスが崩れてしまう懸念があり、少量から投与し効果を見ながら調整します。

アルブミン製剤については、悪液質の場合は継続した効果が見込めないことが多く、積極的な投与にはなりにくいです。また、比較的高価であり投与期間の上限が決まっていますので、投与することにより持続的に効果に見込みがある場合や原疾患に対しての治療のスタンダードになっている場合を除き慎重に判断します。

五苓散や柴苓湯などの漢方もありますが、終末期の浮腫およびリンパ浮腫に対しての明らかなエビデンスは今のところ認められていません。

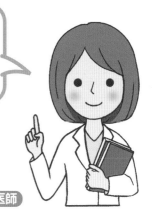

医師

非薬物療法

終末期における低たんぱく血症による浮腫は、非薬物療法ケアが中心になります。ケアは体位の工夫、スキンケア、圧迫療法、マッサージを行います。

● 体位の工夫

浮腫の部位を心臓より10cmほど高くすることで効果があるとされます。下になる部位に間質液が貯留するため、適宜体位交換を行いますが、終末期において体位交換が苦痛になる場合は**スモールチェンジ法**（コラム参照、➡P.119参照）を行い、体圧分散を図ります。

● スキンケア

浮腫のある部位は特に皮膚の緊満や脆弱性があり、場合によっては浸出液が滲み出してしまうこともありますが、通常のスキンケアと考え方は変わりません。清潔・保湿・保護・感染予防を意識して行います。弱酸性の石鹸を使用し、泡立てて皮膚をこすらないよう洗いしっかりすすいだ後、やわらかい素材のもので抑え拭きを行います。陰部は組織圧が低いため浮腫が起こりやすいとされ、皮膚の湿潤や傷つきやすさがあります。失禁対応の場合は速やかにおむつ交換ができるよう意識しましょう。下着・おむつ・パジャマなどによる圧迫にも注意します。更衣の際の摩擦でも皮膚損傷が起こることがあるので、丁寧に行います。

皮膚の緊満があるように見えますが、皮膚自体は乾燥していることも多く、保湿は重要です。保湿を行うことにより摩擦などの外的刺激を低減させることができます。アルコール成分が含まれていると刺激になりますので避けましょう。アーム

カバーやレッグウォーマーを用いると保湿、保温、保護に役立ちますが、皮膚面の観察を怠らないようにしましょう。ポリウレタンフィルムによる保護も摩擦力を軽減できますが、皮膚の脆弱性があることに留意し、はがす際の皮膚損傷に注意します。また、点滴などのチューブ類の固定のテープにも注意し、皮膚損傷を起こしにくいタイプのものを選択しましょう。化膿があれば皮膚に直接テープ固定をしないようにします。リンパ漏や浸出液がある場合は周囲の皮膚トラブルを避けるためおむつなどで吸収すると共に、ワセリンなどによる皮膚保護も行いましょう。

● 圧迫療法

弾性ストッキングや弾性包帯による圧迫もありますが、皮膚損傷などを起こす場合もあり注意が必要です。保湿剤を使用したのちに行います。しかし、心不全や閉塞性動脈硬化症の場合は避けた方が良いとされ、高血圧、狭心症、不整脈、リウマチ、感覚障害のある患者でも心負荷が増えたり皮膚損傷に気が付けなかったりすることがあるので注意します。

● マッサージ

症状緩和が期待でき、タッチングやコミュニケーションの機会となり、心身のリラックスに繋がります。深部静脈血栓症のマッサージは禁忌であるため注意します。他には、蜂窩織炎や静脈炎など感染を伴う場合、皮膚損傷、出血傾向、重症の心不全、骨転移などの場合も避けた方が良いとされるため主治医と相談します。

スモールチェンジ法（スモールシフト法・小枕法）

　体圧分散寝具とベッドの間に小枕を挿入し、さらにこの小枕の挿入位置を移動させることで、大きな体位変換を行わなくとも体圧分散が可能になる方法です。小枕については、折りたたんだバスタオルなどをビニール袋に入れたものが使用しやすいようです。現在のところ、6か所（左肩部・左臀部・左下肢・右下肢・右臀部・右肩部）のポイントがあり（図1）、訪室のたびに1➡2➡3➡4➡5➡6➡1➡2➡・・・と移動させる方法が推奨されています。1か所のみでもいいのですが、最近の研究では臀部をはさんで対角線上にスモールチェンジするパターン（図2）が身体アライメントの崩れや不快感が少なく、体圧分散効果もあるとされています。

▼図1　スモールチェンジ法

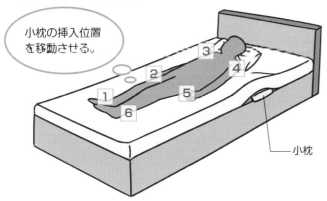

小枕の挿入位置を移動させる。

小枕

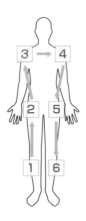

▼図2　対角線上のスモールチェンジ

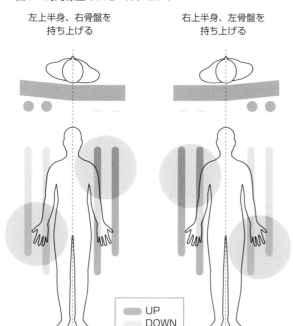

左上半身、右骨盤を持ち上げる　　右上半身、左骨盤を持ち上げる

- 仙骨部の圧再分配効果があるパターンは、複数の部位をスモールチェンジする場合である

- 身体アライメントが崩れにくく、不快と感じにくいパターンは、臀部と他の1つの部位を対角線上にスモールチェンジするものを含む場合である

UP
DOWN

フレイルとサルコペニア

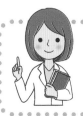

フレイルは、加齢による身体機能低下（サルコペニア）だけにとどまらず、精神・心理的問題、社会的脆弱性なども含む複合的な状態です。このため、早期に発見し、適切な介入を行うことが重要です。

フレイルとは？

　フレイルとは、2014年に日本老年病学会が"**Frailty**"という概念の日本語訳として定めた言葉です。"Frailty"とは、「**高齢期に生理的予備能が低下することでストレスに対する脆弱性が亢進し、生活機能障害、要介護状態、死亡などの転帰に陥りやすい状態で、筋力の低下により動作の俊敏性が失われて転倒しやすくなるような身体的問題のみならず、認知機能障害やうつなどの精神・心理的問題、独居や経済的困窮などの社会的問題を含む概念である***」とされています。つまり、健康と要介護状態の間に位置付けられる病態です。

▼健康、フレイル、要介護状態

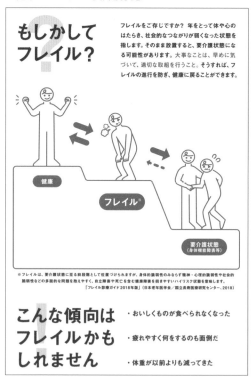

出典：厚生労働省：パンフレット「食べて元気にフレイル予防」
(https://www.mhlw.go.jp/content/000620854.
pdf)

＊…概念である　厚生労働省：フレイルに関する日本老年医学会からのステートメント，平成30年5月31日 (https://
www.mhlw.go.jp/file/05-Shingikai-10901000-Kenkoukyoku-Soumuka/0000209576.pdf)

フレイルの分類

　フレイルは**身体的フレイル**、**精神・心理的フレイル**、**社会的フレイル**の大きく3つに分かれます。これらが絡み合い、様々な問題が進行します。

▼身体的フレイル、精神・心理的フレイル、社会的フレイル

身体的フレイル	筋力が衰え、予備能力の低下や移動能力の低下など、体の運動機能的問題のこと。身体的問題の一つに、サルコペニアがある。サルコペニアは、「身体的な障害や生活の質の低下、および死などの転帰のリスクを伴うものであり、進行性及び全身性の骨格筋量及び骨格筋力の低下を特徴とする症候群＊」とされている。(診断は後述の表を参照)
精神・心理的フレイル	認知機能低下やうつ状態、アパシーなどの精神・心理的問題のこと
社会的フレイル	社会とのつながりが希薄化することで生じる、経済的困窮や独居、閉じこもりなどの社会的脆弱性のこと

フレイルの診断

　診断基準として統一された基準はありませんが、**簡易フレイル・インデックスチェック表**や**日本版CHS基準**があります。また、日本老年病学会は**臨床脆弱尺度**(**Clinical Frailty Scale**)を示しています。

▼簡易フレイル・インデックスチェック表

質問	1点	2点
6か月間で2〜3kgの体重減少がありましたか？	はい	いいえ
以前に比べて歩く速度が遅くなってきたと思いますか？	はい	いいえ
(ここ2週間) わけもなく疲れたような感じがする	はい	いいえ
ウォーキング等の運動を1回/週以上していますか？	いいえ	はい
5分前のことが思い出せますか？	いいえ	はい

1〜2点　**「プレフレイル」**　3点以上　**「フレイル」**
出典：Yamada M,Arai HJ Am Med Dir Assoc 2015;16(11):1002.e7-11

＊…**特徴とする症候群**　荒井秀典：フレイル・サルコペニア・ロコモを知る・診る・治す の特集に寄せて, 日老医誌, 52(4)；328, 2015

▼2020年改定 日本版CHS基準 (J-CHS基準)

項目	評価基準
体重減少	6か月で、2kg以上の (意図しない) 体重減少 (基本チェックリスト #11)
筋力低下	握力：男性＜28kg、女性＜18kg
疲労感	(ここ2週間) わけもなく疲れたような感じがする (基本チェックリスト #25)
歩行速度	通常歩行速度＜1.0m/秒
身体活動	① 軽い運動・体操をしていますか？ ②定期的な運動・スポーツをしていますか？ 上記の2つのいずれも「週に1回もしていない」と回答

[判定基準]

3項目以上に該当：フレイル、1～2項目に該当：プレフレイル、該当なし：ロバスト (健常)

出典：Satake S, et al. Geriatr Gerontol Int.2020;20(10): 992-993.

▼臨床虚弱尺度 (Clinical Frailty Scale、日本語版)

①非常に健常である	頑健、活動的、精力的、意欲的な人々である。これらの人々は通常、定期的に運動を行っている。同年代の中では、最も健常である。
②健常	活動性の疾患の症状はないものの、カテゴリー①ほど健常ではない。李節等によっては運動をしたり非常に活発だったりする。
③健康管理されている	時に症状を訴えることがあっても、医学的な問題はよく管理されている。日常生活での歩行以上の運動を普段は行わない。
④ごく軽度の虚弱	自立からの移行の初期段階である。日常生活で介護は必要ないが、症状により活動性が制限される。よく「動作が鈍くなった」とか、日中から疲れていると訴える。
⑤軽度の虚弱	これらの人々は、動作が明らかに鈍くなり、高度なIADL (手段的日常生活動) (金銭管理、交通機関の利用、重い家事) では介助が必要となる。軽度の虚弱のために、買い物や1人で外出すること、食事の準備、服薬管理が徐々に障害され、軽い家事もできなくなり始めるのが特徴である。
⑥中等度の虚弱	屋外でのすべての活動や家事では介護が必要である。屋内でも階段で問題が生じ、入浴では介護が必要である。着替えにもわずかな介助 (声掛け、見守り) が必要となることがある。
⑦重度の虚弱	どのような原因であれ (身体的あるいは知的な)、身の回りのケアについて完全に要介護状態である。そのような状態であっても、状態は安定しており (6か月以内で) 死亡するリスクは高くない。
⑧非常に重度の虚弱	完全に要介護状態であり、人生の最終段階が近づいている。典型的には、軽度な疾患からでさえ回復できない可能性がある。
⑨人生の最終段階	死期が近づいている。高度の虚弱に見えなくても、余命が6か月未満であればこのカテゴリーに入る (人生の最終段階にあっても多くの人は死の間際まで運動ができる)。

出典：日本老年医学会HP (https://www.jpn-geriat-soc.or.jp/tool/pdf/tool_14.pdf)

Clinical Frailty Scale © 2005-2020 Rockwood, Version 2.0 (JA)

All rights reserved. For permission: www.geriatricmedicineresearch.ca

Translated with permission to Japanese by the Japan Geriatrics Society, Tokyo, 2021

Rockwood K et al. A global clinical measure of fitness and frailty in elderly people. CMAJ 2005:173;489-495

フレイルの予防

　自立高齢者でも約10%が該当、約50%が予備軍といわれています。フレイルにより介護認定を受けるリスクが上昇するとされていますが、早期に適切に介入することで再び健康な状態に戻り、進行を抑制できます。予防で掲げている柱は「栄養」「身体活動」「社会参加」の3つです。これらを心掛け、フレイル予防に取り組みましょう。

▼フレイル予防の3本柱

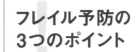

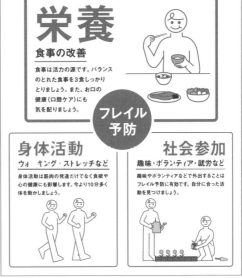

フレイル予防は日々の習慣と結びついています。栄養、身体活動、社会参加を見直すことで活力に満ちた日々を送りましょう。

栄養
食事の改善
食事は活力の源です。バランスのとれた食事を3食しっかりとりましょう。また、お口の健康（口腔ケア）にも気を配りましょう。

フレイル予防

身体活動
ウォーキング・ストレッチなど
身体活動は筋肉の発達だけでなく食欲や心の健康にも影響します。今より10分多く体を動かしましょう。

社会参加
趣味・ボランティア・就労など
趣味やボランティアなどで外出することはフレイル予防に有効です。自分に合った活動を見つけましょう。

出典：厚生労働省：パンフレット「食べて元気にフレイル予防」
（https://www.mhlw.go.jp/content/000620854.pdf）

サルコペニアとは

　サルコペニアは「加齢に伴って生じる骨格筋量と骨格筋力の低下している状態」を示す言葉です。
　1989年に、米国の医学者Irwin RosenbergがJournal of the American Geriatrics Societyではじめて提唱された言葉で、ギリシャ語の「サルコ（sarx/sarco）」（筋肉の意）と「ペニア（penia）」（喪失の意）を組み合わせたものです。

サルコペニアの診断基準

　サルコペニアの診断基準として、アジアにおけるサルコペニアワーキンググループ（**AWGS**＊）が報告した基準（**AWGS2019**）があります。次のような診断フローチャートと診断基準が示されています。

▼AWGS2019

診断フローチャート

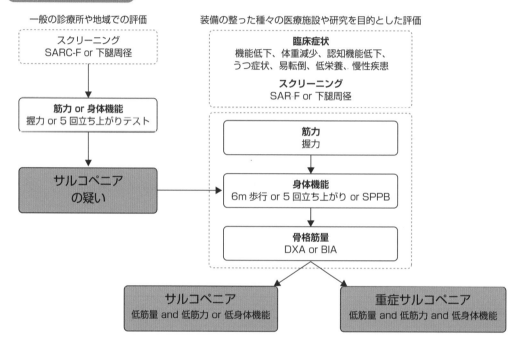

基準値

	男性	女性
握力	＜28kg	＜18kg
5回椅子立ち上がり	≧12sec	
歩行速度	＜1.0m/sec	
SPPB	≦9	
SMI (BIA)	＜7.0kg/m²	＜5.7kg/m²
(DXA)	＜7.0kg/m²	＜5.4kg/m²

SMI＝両腕脚筋肉量（kg）/身長（m）²

出典：Chen LK, Woo J, Assantachai P, Auyeung TW, et al. Asian Working Group for Sarcopenia: 2019 Consensus Update on Sarcopenia Diagnosis and Treatment. J Am Med Dir Assoc. 2020 Feb 4. pii: S1525-8610 (19) 30872-2.

＊**AWGS**　Asia Working Group for Sarcopeniaの略。

リハビリテーションについて

「**リハビリテーション** (rehabilitation)」は「re:再び」「habilis:適した」「ation:すること」という言葉から成り立っており、日本リハビリテーション医学会では、「機能を回復する」「障害を克服する」「活動を育む」というキーワードを用いています。

リハビリテーション治療の目的は「余命の長さに関わらず、患者とその家族の希望・要望を把握した上で、身体的にも精神的にも負担の少ないADLの習得とその時期におけるできる限り質の高い生活を実現すること」とされています＊。

リハビリテーションは、どの時期であっても多職種での関わりが重要とされており、一つのチームとして包括的視点から患者・家族を支援する必要があります。また、疾患の経過や時期により回復の状況や目的が異なりますので、状態に応じた目標設定が重要です。例として、表に示す脳血管障害のリハビリテーションの経過と目標を見てみましょう。

時期によりリハビリテーションの目的や意味合いが異なってくるため、患者や家族から、リハビリテーションに対しての気持ちや何を望んでいるかをよく聞きだし、必要に応じて多職種の橋渡しを行う必要があります。また、他の職種から必要性を説明する方が納得しやすい場合もありますし、その専門職種には話せないことなどもあります。患者や家族とのコミュニケーションを重ね、またチーム医療という意識を常に持ち各職種が最大限の力を発揮できるよう心掛けましょう。

なお、医療保険で行うリハビリには疾患に応じたリハビリ期限があり、それを過ぎてくると介護保険でのリハビリに切り替える必要がありますが、現状では介護保険によるリハビリは量・質共に不十分とならざるを得ず、課題は多く残されています。

▼脳血管障害のリハビリテーションの経過と目標

急性期 （〜1か月前後）	疾患の重篤化回避・廃用症候群の予防と早期のADL向上と社会復帰を図る
	①疾患・リスク管理　②廃用症候群の予防
回復期 （1か月〜 1年程度）	ADLの最大限の回復・早期の社会復帰を目指す
	①疾患・リスク管理　②ADLの改善　③社会的復帰　④各種集中的な訓練の実施
維持期 （1年〜）	社会的孤立の予防
	①機能維持・改善　②ADLの拡大　③心のケア　④人間関係の拡大 ⑤新しい生活の組み立て　⑥QOLの向上
終末期	最後まで人間らしさを保障する
	①清潔の保持　②不動による苦痛の解除　③不作為による廃用症候群の予防 ④関節の変形・拘縮の予防　⑤呼吸の安楽　⑥経口摂取の確保 ⑦尊厳ある排泄手法の確保　⑧家族へのケア

出典：一般社団法人日本終末期ケア協会監修，終末期ケア専門士公式テキスト第2版．アステッキホールディングス株式会社，P292，2023

＊…**とされています**　公益社団法人日本リハビリテーション医学会監修，リハビリテーション医学・医療コアテキスト．医学書院，P257，2018

娘はカリフォルニアから来るのか？

　患者の治療方針決定には、通常、本人やキーパーソンを交えて医師、看護師、MSW、セラピストなどが多職種でカンファレンスを行います。終末期において、特に病状が繰り返し変化する患者に対しては、治療方針の決定が難しくなることがありますが、過度な医療行為よりも、患者の能力を最大限に活かし穏やかな最後を迎えるためのギアチェンジを提案することが重要です。

　しかし、方針決定の過程で、これまで関与していなかった親族が現れて異議を唱え、話が振り出しに戻ることがあります。この現象は日本だけのことではありません。「The Daughter from California syndrome」として国際的にも知られています。

▼カリフォルニアから来た娘症候群（Wikipediaより）

> **カリフォルニアから来た娘症候群** (The Daughter from California syndrome) とは、これまで疎遠だった親族が、近辺の親族と医療関係者の間で時間をかけて培われた合意に反して、死にゆく高齢患者のケアに異議を唱えたり、医療チームに患者の延命のための積極的な手段を追求するよう主張したりする状況を表す言葉である。
>
> 「娘」となっているが、性別や血縁の関係性は問わない。「カリフォルニアから来た娘」は、しばしば怒りっぽく、自己評価が高く、明晰と自認し、情報通を自称する。対象の高齢患者とその介護者、医療関係者との同意を否定し、安らかな終末を阻害するとされる。
>
> （中略）
>
> 医療関係者によると、「カリフォルニアから来た娘」は高齢患者の生活やケアから遠ざかっていたため、患者の悪化の程度にしばしば驚かされ、医学的に可能なことについて非現実的な期待を持ってしまうことにある。 また不在であったことに罪悪感を感じ、再び介護者としての役割を果たそうとする心理もある。

引用：Wikipedia

　2015年に出版された『ザ・カンバセーション』（原題：The Conversation）によれば、アメリカの医師アンジェロ・ヴォランデスが、これを「罪悪感と否定」として取り上げ、「患者にとって必ずしも最善ではない」と指摘しています。

　罪悪感は、「何かやってあげたい」「もっと何かできたのでは」という形で表れることが多く、特に終末期や患者が亡くなった後では顕著です。行動経済学のプロスペクト理論によると、人は損失に対して過剰に反応する傾向があり、医療行動にも影響があるとされています。「治療をしない」＝「見捨てる」「見殺しにする」と誤解されることもあり、罪悪感や否定的な感情が増幅されることがあるのです。

　こうした状況を避けるためには、病気になったときや状態が変わりそうなときに、本人やキーパーソンに情報共有の重要性を伝え、すべての関係者とのコミュニケーションを促進することが重要です。「遠くの家族に知らせると心配するから」といった理由でも、状況を共有することを勧めます。万が一、意見の相違が生じた場合は、罪悪感の背景を理解し、感情を傾聴した上で、医学的側面から丁寧に説明し、合意に至る方法を模索します。

　このようなケースは、国際的にも共通で、異なる地域で異なる名称で知られています。ちなみに、当のカルフォルニアでは、「ニューヨークから来た娘」「シカゴから来た娘」といわれるそうです。日本では「ぽっと出症候群」、台湾では「天邊孝子症候群（空の向こうの孝行息子症候群）」といわれるようです。

chapter 5

疾患別のケア

どんな疾患でも、終末期では全身状態の低下と共に疼痛や呼吸困難、

全身倦怠感、抑うつなどの症状が現れます。

短期ケア計画においては症状別のアプローチが重要ですが、

長期ケア計画の際には、いま目の前の患者が疾患の軌跡の

どのあたりにいるのかをわかっている必要があります。

その人が最後までその人らしく生きるために、

症状を中心としたアプローチと共に、疾患別の大まかな流れについても

理解しておきましょう。

はじめに

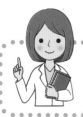

患者の状態に応じたケアを提供できるよう、疾患ごとのおおよその経過や終末期のサインについて学んでいきましょう。

予後の予測と医療者の心掛け

がんなどの悪性疾患では、亡くなる半年ほど前からある程度のADLが保たれつつも**パフォーマンスステータス（PS** ＊ **）**が低下する時期があり、亡くなる1～2か月前に急速に全身状態が低下するとされています。したがって、がんなどの悪性疾患では予後予測は比較的しやすいとされます。なお、PSとは全身状態の指標の一つで、患者の日常生活の制限の程度を表します。米国の腫瘍学の団体の一つである**米国東海岸癌臨床試験グループ（ECOG** ＊ **）**が決めたPSの日本語版が用いられます（**日本臨床腫瘍グループ［JCOG** ＊ **］**訳）。

多くの非がん患者の場合、「あるときから急に悪くなる」というふうに明確に線引きできず、疾患によっては増悪や寛解を繰り替えしつつ徐々に全身状態が低下していくケースが多く見られます

（次ページの図）。また、疾患によって経過が異なり、急性増悪や急変を起こし、他疾患との併存も起こり、急激に状態が悪くなる場合もあり、正確な予後予測は困難なことが多いです。しかし、われわれ医療者は患者が今どの時期にいるのか、今後どのような経過が想定され、どのように対処する必要があるのかを適時把握しながら、看護計画やケアプランの作成、病状・病態の説明や終末期に向けての話し合い（ACPを含む）を行うよう心掛けなければなりません。

この章では疾患ごとにある程度の経過と、予後予測ツールの活用、ケアのポイントなどを説明します。充実した日々のケアになるよう学んでいきましょう。

＊ PS 　　 Performance Statusの略。
＊ ECOG 　 Eastern Cooperative Oncology Groupの略。
＊ JCOG 　 Japan Clinical Oncology Groupの略。

▼ECOGのPS（日本臨床腫瘍グループ［JCOG］訳）

Score	定義
0	まったく問題なく活動できる。 発病前と同じ日常生活が制限なく行える。
1	肉体的に激しい活動は制限されるが、歩行可能で、軽作業や座っての作業は行うことができる。 例：軽い家事、事務作業
2	歩行可能で自分の身の回りのことはすべて可能だが作業はできない。 日中の50％以上はベッドで過ごす。
3	限られた自分の身の回りのことしかできない。日中の50％以上をベッドで過ごす。
4	まったく動けない。 自分の身の回りのことはまったくできない。 完全にベッドか椅子で過ごす。

出典：Common Toxicity Criteria, Version2.0 Publish Date April 30, 1999 (http://ctep.cancer.gov/
protocolDevelopment/electronic_applications/docs/ctcv20_4-30-992.pdf)
JCOGホームページ (https://jcog.jp/doctor/tool/ps/)

▼疾病と身体機能の関連

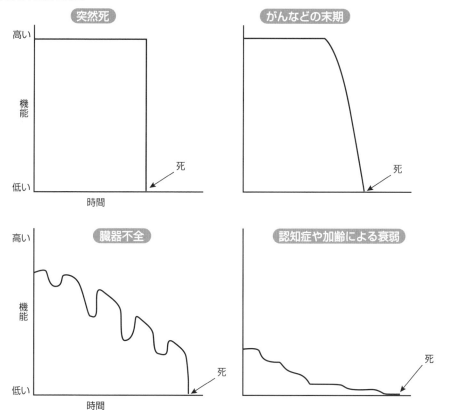

出典：Lunney JR, et al.：Patterns of Functional Decline at the End of Life. JAMA. 2003;289(18):2387-2392.

悪性腫瘍

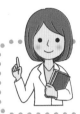

悪性腫瘍は、最後の1か月で急速に全身状態が悪化するのが特徴です。終末期には様々な症状が出現し進行するため、全人的ケアが必要です。

一般的なクリニカルコース

　進行速度や症状などは疾患により異なりますが、悪性腫瘍では、自律的に増殖し、他の臓器に転移ないし浸潤し、最終的には悪液質（他の組織の栄養を奪い衰弱した状態）により死に至る、というのが一般的な経過です。**固形がんと血液がん**（造血器腫瘍）に大別され、さらに固形がんは**癌腫**（体の表面や臓器の粘膜などの上皮細胞に発生する）と**肉腫**（骨や筋肉の細胞に発生する）に分けられます。がん細胞の性質により治療は異なりますが、一般的には手術療法、化学療法、放射線治療などを単独もしくは組み合わせて行います。ここ

では成人の固形がんについて述べます。また、がんについては「**緩和ケア**」という概念が浸透しているため、ここでは「緩和ケア」という表現を用いて終末期ケアについて述べることにします。

　固形がんでは、死亡の半年前ごろからある程度ADLが保たれつつも徐々にPSが低下し始め、死亡の1〜2か月前ごろから急速にPSの低下を認めるという経過を辿ります。

　巻末資料にも典型的な経過の例を示しました（➡p.179〜188参照）。

PPSとESAS

　以下の図は、**PPS**＊という全身の尺度評価と、**エドモントン症状評価システム（ESAS**＊）という症状の評価（日本語版については身体症状別ケアの章、➡p.80参照）の推移を調べたものですが、やはり死亡の1か月以内に急激に変化していることがわかります。最後の1か月には週単位で

ADLが低下することが多く、「つい昨日まで話していたのに……」というケースもあります。あまりの変化の速さに患者・家族はもちろん医療者も戸惑うことがあります。つまり、状態が悪くなってからケアを始めるのでは遅い場合があるのです。

＊ **PPS**　Palliative Performance Scaleの略。
＊ **ESAS**　Edmonton Symptom Assessment Systemの略。

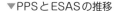

▼PPSとESASの推移

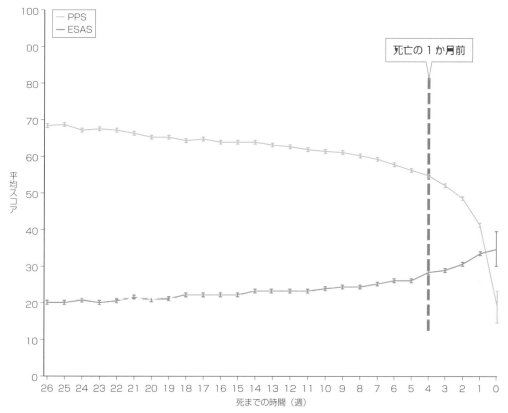

出典：Seow H, et al: Trajectory of Performance Status and Symptom Scores for Patients With Cancer During the Last Six Months of Life. J Clin Oncol, 29: 1151-1158, 2011

緩和ケアの定義

WHOは2002年に緩和ケアの定義を修正し「**生命を脅かす疾患による問題に直面している患者とその家族に対する**」ケアとしました。厚生労働省のホームページを参照しても、『「**がん対策推進基本計画（2012（平成24）年6月閣議決定）**」において、緩和ケアについては、「**がんと診断されたときからの緩和ケアの推進**」が重点的に取り組むべき課題として位置付けられています。がん患者とその家族が、可能な限り質の高い治療・療養生活を送れるように、身体的症状の緩和や精神心理的な問題などへの援助が、終末期だけでなく、がんと診断されたときからがん治療と同時に行われることが求められています。』とされており、緩和ケアの推進は日本にとっても重要な項目の一つとなっています。

また、患者の症状や苦痛は様々で、身体的苦痛、社会的苦痛、精神的苦痛、スピリチュアルな苦痛といった多くの困難を抱えます。患者だけでなく、家族も含めた包括的なケアが重要であり、患者家族への対処行動の支援が緩和ケアのポイントであるともいわれます。

▼緩和ケアとは病気に伴う心と体の痛みを和らげること

● **がんと診断されたときからの緩和ケアの推進**

緩和ケアについては、患者の状況に応じて、身体的症状の緩和や精神心理的な問題などへの援助が、終末期だけでなく、がんと診断されたときからがん治療と同時に行われる必要がある。

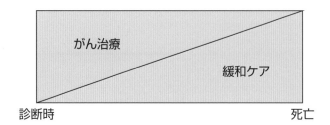

〈参考〉緩和ケアとは、生命を脅かす疾患による問題に直面している患者とその家族に対して、疾患の早期より痛み、身体的問題、心理社会的問題、スピリチュアルな問題に関して、きちんとした評価を行い、それが障害とならないように予防したり、対処することで、クオリティ・オブ・ライフ〈QOL〉を改善するためのアプローチである。〈WHO 2002〉

出典：厚生労働省のホームページ, 緩和ケアについて (https://www.mhlw.go.jp/stf/seisakunitsuite/bunya/kenkou_iryou/kenkou/gan/gan_kanwa.html)

予後予測ツール

　がん患者の生命予後予測には**PaP**＊スコア、**PPI**＊、**PiPS**＊モデルなどが用いられます。いずれも、比較的短期〜中期的な予後予測ツールで、感度・特異度共に高く報告されています。

　しかし、あと何か月か、半年は持つのか、といった長期的な予後予測は難しく、今後の課題とされています。

現場ではよく「あと半年でしょう」「年は越せないでしょう」といった説明があるかもしれませんが、あくまで生存率などをもとにした医師の経験上の主観や一般的な予後として話されることが多いと思われます。

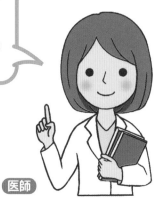

＊ **PaP**　　Palliative Prognostic scoreの略。
＊ **PPI**　　Palliative Prognostic Indexの略。
＊ **PiPS**　　Prognosis in Palliative care Studyの略。

医師

PaPスコア

PaPスコアは、月単位という中期的な予後を予測する指標とされます。これに使用されるのが、**Karnofsky Performance Scale**です。これに血液検査の結果を用いて算出します。

9点以上で21日以下（週単位）の可能性が高い、5.5点以下では30日以上（月単位）の可能性が高いとされます＊。グループ別に分けて30日の生存確率を見ると、0〜5.5点は70%より高い、5.6〜11点は30〜70%、11.1＝17.5点は30%未満、とされています＊。

▼Karnofsky Performance Scale

正常の活動が可能 特別な看護が必要ない	正常。臨床症状なし。	100
	軽い臨床症状はあるが、正常活動が可能。	90
	かなり臨床症状があるが、努力して正常の活動が可能。	80
労働は不可能 自宅で生活できる 様々な程度の介助を必要とする	自分自身の世話はできるが、正常の活動・労働は不可能。	70
	自分に必要なことはできるが、ときどき介助が必要。	60
	病状を考慮した看護および定期的な医療行為が必要。	50
身の回りのことが自分でできない 施設・病院の看護と同様の看護を必要とする 疾患が急速に進行している	動けず、適切な医療および看護が必要。	40
	まったく動けず、入院が必要だが死は差し迫っていない。	30
	非常に重症。入院が必要で精力的な治療が必要。	20
	死期が迫っている。	10

▼PaPスコア

臨床的な予後の予測	1〜2週	8.5
	3〜4週	6.0
	5〜6週	4.5
	7〜10週	2.5
	11〜12週	2.5
	13週以上	0
Karnofsky Performance Scale	10〜20	2.5
	30以上	0
食欲不振	あり	1.5
	なし	0
呼吸困難	あり	1.0
	なし	0
白血球数（/mm^2）	>11000	1.5
	8501〜11000	0.5
	≦8500	0
リンパ球（%）	0〜11.9	2.5
	12〜19.9	1.0
	≧20	0

＊…高いとされます　Glare PA, et al: Diagnostic accuracy of the palliative prognostic score in hospitalized patients with advanced cancer. J Clin Oncol, 22: 4823-4828, 2004

＊…とされています　Maltoni M, et al: Successful validation of the palliative prognostic score in terminally ill cancer patients. Italian Multicenter Study Group on Palliative Care. J Pain Symptom Manage, 17: 240-247, 1999

PPI

　週単位という短期的な予後を予測する指標には**PPI**があります。これには、**PPS**＊（➡p.130参照）という全身状態の尺度評価に加えて、経口摂取量や身体所見などをスコア化して予測します。

　6.5点以上で21日以下（週単位）の可能性が高く、3.5点以下で42日以上（月単位）の可能性が高いといわれます。他にも、得点が6点以上であれば陽性的中率80％をもって3週以内に亡くなる可能性が高い、という報告もあります。

▼PPS

％	起居	活動と症状		ADL	経口摂取	意識レベル
100	100% 起居している	正常の活動が可能 症状なし		自立	正常	清明
90		正常の活動が可能 いくらかの症状がある				
80		いくらかの症状はあるが、 努力すれば正常の活動が可能			正常または減少	
70	ほとんど 起居している	何らかの症状があり通常の仕事や業務が困難				
60		明らかな症状があり趣味や家事を行うことが困難		時に介助		清明または混乱
50	ほとんど座位か 横たわっている	著明な症状がありどんな仕事もすることが困難		しばしば介助		
40	ほとんど臥床			ほとんど介助		清明または混乱 混乱または傾眠
30	常に臥床			全介助	減少	
20					数口以下	
10					マウスケアのみ	傾眠または昏睡

▼PPI

Palliative Performance Scale	10〜20	4.0
	30〜50	2.5
	60以上	0
経口摂取量＊	著明に減少（数口以下）	2.5
	中程度減少（減少しているが数口より多い）	1.0
	正常	0
浮腫	あり	1.0
	なし	0
安静時呼吸困難	あり	3.5
	なし	0
せん妄	あり（原因が薬物単独のものは含めない）	4.0
	なし	0

＊消化管閉塞のため高カロリー輸液を施行している場合は0点とする。

出典：Morita T, et al: The Palliative Prognostic Index: a scoring system for survival prediction of terminally ill cancer patients. Support Care Cancer, 7: 128-133, 1999

＊**PPS** Palliative Performance Scaleの略。

PiPSモデル

　近年イギリスで開発された新しい予後予測の指標です。血液検査所見を使用しない**A model**と血液検査を含めた項目を使用する**B model**があります。University College Londonのwebサイト＊にアクセスしデータを入力すると、予後予測が表示されます（日単位〔14日以下〕、週単位〔15〜55日〕、月単位〔56日以上〕）。

　採血項目には、白血球数、好中球数、リンパ球数、血小板数、BUN、ALT、ALP、アルブミン、CRPなどがあります。単位が日本と異なるものがあるため注意が必要です。

終末期のサイン

　最後の1か月では呼吸困難、眠気、食欲不振、倦怠感、健康ではない感じ（原著＋ではwell-beingという表現が使われています）などが強く出てくるとされています（下図）。PPSなどを定期的に評価し、スコアの変化が観察されれば注意が必要です。

▼タイムコース

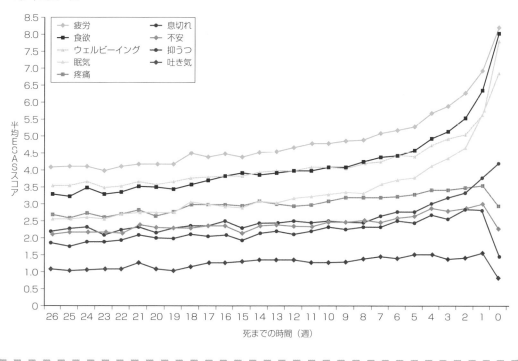

＊**University College Londonのwebサイト**　https://www.ucl.ac.uk/psychiatry/research/marie-curie-palliative-care-research-department/research/pips-prognosticator)

＊**原著**　Seow H, et al: Trajectory of Performance Status and Symptom Scores for Patients With Cancer During the Last Six Months of Life. J Clin Oncol, 29: 1151-1158, 2011

ケアのポイント

　悪性腫瘍に対するケアの詳細については、専門書やガイドラインに譲ることにしますが、各症状に対するケアは丁寧に行う必要があります。特に、がん性疼痛への緩和手段として鎮静は重要なポイントです。がん終末期の場合、鎮静は平均して約30%に必要とされ、せん妄、呼吸困難、精神的苦痛、疼痛が鎮静の対象となりやすいようです。苦痛緩和を意図し、苦痛が緩和されるだけの最小限の薬剤を用います。鎮静の適応には倫理的妥当性を判断することが必須で、苦痛緩和という意図、自律性（患者やその家族による意思決定と同意）、相応性、チームによる判断が求められます。

　輸液については前述しましたが、終末期の輸液は苦痛の緩和にはつながらないとされ、過剰な輸液を避け（1日1000mLまで）、血管確保が難しい場合には無理をせず皮下注射なども選択肢に入れます。

　鎮静を選択する要因にもなる「**せん妄**」は、がん終末期では30〜40%に、死亡直前では90%以上に出現するとされます。対応可能な病態の有無をアセスメントし、環境調整などを行うと共に、家族への適切な説明も必要です。

　がんの進行と共に**がん悪液質**が見られます。病状の進行に伴うものであり、標準的治療は確立されていません。アナモレリン塩酸塩が唯一の治療薬ですが、使用にあたっては適切なモニタリング（心電図や血液検査など）が推奨されています。また、非薬物療法との組み合わせを行い、全身状態が不良になる前に導入することが望ましいとされます。また、食べることに対するつらさについてもケアが必要です。単に「食べられない」というだけではなく、周囲との「食事」というコミュニケーション手段を失う孤独感・疎外感、食べられないことへの自責の念や焦り、食事提供者への申し訳なさなど、様々な心理があります。また、周囲の人にとっても食べられない本人を見ることで苦痛や無力感を伴うことがあります。患者や家族の思いを共有し、様々な角度から多職種での支援を行います。

　がんの終末期は様々な症状が出現し、さらに進行することが確実なため、患者にとって何が一番辛くて、何が改善できるのか、というマネジメントは非常に重要です。また、痛みや辛さを抱える本人に対して、単に症状に目を向けるのではなく、その人を一人の人として、「**私はあなたの病気だけではなく、あなた自身を尊重していますよ**」というメッセージが伝わるよう、医学的以外のことについてもコミュニケーションを深めるよう心掛けましょう。

悪性腫瘍ならではの注意点

　近年は治療薬の開発が進み、かつては適応外であった状態でも選択できる治療が増えてきました。しかし、そのぶん、「最後の最後まで積極的に治療をする」という選択をする患者もいます。どのようなスタンスで生き抜くかというのは人それぞれです。最後まで治療するというのも一つの選択ですし、「最後はある程度穏やかに過ごしたい」と希望される患者もいるでしょう。

　悪性腫瘍は最後の期間が短いのが特徴です。このため、終末期に在宅治療を希望したり、ホスピスケアを希望していても調整に間に合わなかった、ということがあります。早い段階から、できれば診断された時点から、がん治療専門医、かかりつけ医、緩和ケア医の連携をはかり、また、有事の際には速やかに社会的サポートが受けられるよう、多職種での介入ができるように関わることが必要です。

心疾患

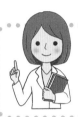

増悪と寛解を繰り返しながら少しずつ全身状態が悪化します。心不全症状が出てきたときから十分な社会的・身体的ケアを提供できるように心掛けましょう。

➕ 一般的なクリニカルコース

心疾患とは、心臓に生じる病気の総称であり、心不全、虚血性心疾患、心筋症・心筋炎、不整脈疾患、弁膜症、先天性心疾患などがあります。日本人の死因の第2位であり、突然死の最大の原因ともされています。心疾患患者は今後増加すると想定されています。予測のつかない突然死になることがある一方、増悪と寛解を繰り返しながら長い時間をかけて少しずつ機能が低下する場合もあります。また、WHO (Global Atlas of Palliative Care at the End of Life [WHO、January 2014])によると、「心疾患は人生の最終段階における緩和ケアを必要とする疾患の第1位」とされています。ここでは、心疾患の中でも代表的な**心不全**について説明します。

心不全とは日本循環器学会／日本心不全学会合同ガイドライン＊によると、「**なんらかの心臓機能障害、すなわち、心臓に器質的および／あるいは機能的異常が生じて心ポンプ機能の代償機転が**破綻した結果、**呼吸困難・倦怠感や浮腫が出現し、それに伴い運動耐容能が低下する臨床症候群**」と定義されています。一般向けには「心不全とは、心臓が悪いために、息切れやむくみが起こり、だんだん悪くなり、生命を縮める病気です」とされています。

日本における心不全患者の約70％が75歳以上の高齢者であり＊、高齢心不全患者の大半は心疾患以外の併存症を有するといわれています。このため、心不全の主な治療目標は、単純に心不全の重症度で判断するのではなく、年齢、併存疾患、ADL（服薬管理や食事管理ができるかなども含め）、社会的状況などにより適切に設定される必要があり、状況によっては心不全に対する治療と連携した緩和ケア、社会的サポートも必要とされています＊。

巻末資料にも典型的な経過の例を示しました（➡p.179〜188参照）。

＊**ガイドライン**　日本循環器学会／日本心不全学会合同ガイドライン 急性・慢性心不全診療ガイドライン（2017年改訂版）Guidelines for Diagnosis and Treatment of Acute and Chronic Heart Failure (JCS 2017/JHFS 2017) (https://www.j-circ.or.jp/cms/wp-content/uploads/2017/06/JCS2017_tsutsui_h.pdf)
＊…**高齢者であり**　厚生労働省「患者調査」（2014（平成26）年）。
＊…**必要とされています**　厚生労働省健康局「脳卒中、心臓病その他の循環器病に係る診療提供体制の在り方について」（2017（平成29）年7月）。

心不全のステージ分類

心不全の理解においてはステージ分類が重要です。特に**米国心臓協会（AHA**＊**）**のステージ分類が有名です。この分類は、適切な治療介入を行うことを目的に作成されたもので、A〜Dの4つのステージに分けられています（表）。厚生労働省の示す循環器疾患への診療提供のあり方や緩和ケアの指針でも、この分類を使用していることが多いです。

心不全症状が出てきた場合にはステージCになりますが、この段階は軽症の心不全から急性増悪を繰り返している状況のステージDに近い比較的重症の場合まで含まれているため、患者が今どのような状態にいるのか判断することが重要です（次ページ図）。そして、厚生労働省や日本循環器学会／日本心不全学会合同ガイドラインでは、このステージCから緩和ケアを開始することが推奨されています。心不全増悪を繰り返しながら、身体機能が悪化する悪循環が特徴であり、約20〜40％が1年以内に再入院するといわれており＊、症状のコントロール・QOLの維持・改善、再入院予防が重要になります。

▼米国心臓協会（AHA）による心不全のステージ分類

ステージA	**器質的心疾患のないリスクステージ**： リスク因子あり、器質的心疾患なし、心不全症候なし
ステージB	**器質的心疾患のあるリスクステージ**： 器質的心疾患あり、心不全症候なし
ステージC	**心不全ステージ**： 器質的心疾患あり、心不全症候あり
ステージD	**治療抵抗性心不全ステージ**： おおむね年間2回以上の心不全入院を繰り返し、有効性が確立しているすべての薬物治療・非薬物治療について治療ないしは治療が考慮されたにも関わらずニューヨーク心臓協会（New York Heart Association; NYHA）心機能分類 III度より改善しない患者

＊**AHA**　American Heart Associationの略。

＊…**いわれており**　Hiroyuki Tsutsui et al.: Clinical Characteristics and Outcome of Hospitalized Patients With Heart Failure in Japan Rationale and Design of Japanese Cardiac Registry of Heart Failure in Cardiology (JCARE-CARD) . Circ J. 70 (12) : 1617 – 1623, 2006
Ryoichi Ushigome et al.: Temporal Trends in Clinical Characteristics, Management and Prognosis of Patients With Symptomatic Heart Failure in Japan – Report From the CHART Studies –. Circ J. 79 (11) : 2396-2407, 2015

▼心不全とそのリスクの進展ステージ

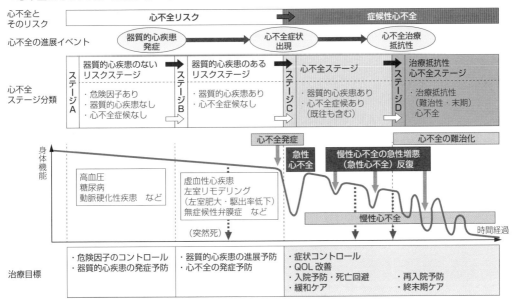

出典：厚生労働省．脳卒中、心臓病その他の循環器病に係る診療提供体 制の在り方に関する検討会．脳卒中、心臓病その他の循環器病に 係る診療提供体制の在り方について（平成29年7月）．(http://www.mhlw.go.jp/file/05-Shingikai-10901000-Kenkoukyoku-Soumuka/0000173149.pdf)

▼心不全患者の臨床経過および提供されるケアのイメージ

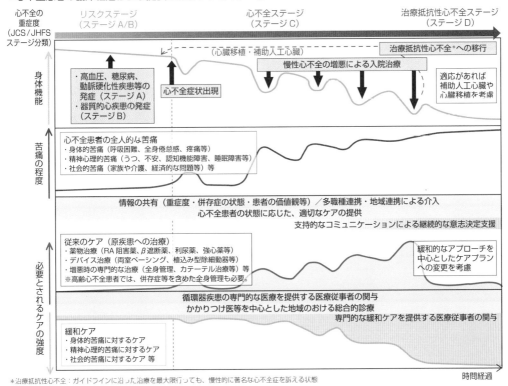

出典：日本循環器学会／日本心不全学会合同ガイドライン 急性・慢性心不全診療ガイドライン（2017年改訂版）
Guidelines for Diagnosis and Treatment of Acute and Chronic Heart Failure (JCS 2017/JHFS 2017)
(https://www.j-circ.or.jp/cms/wp-content/uploads/2017/06/JCS2017_tsutsui_h.pdf)

予後予測ツール

前述したとおり、急に状態が変わることや治療の選択肢が残ることが心不全の難しさであり、正確な予後予測は困難とされています。がんの予後予測ツールと比較すると精度は高くないものの、年単位の予測ツールとして**Seattle Heart failure Model**や**Heart failure Risk Calculator**があり、いずれもインターネット上で使用できます。一般社団法人　日本心臓病学会のホームページ内にもいくつか挙げられています（表）。

また、心不全増悪による再入院の予測因子としては、以下のようなものがあります＊。

①外来フォローの期間が1か月以上空いている
②心不全の入院歴がある
③無職
④14日以上入院していたことがある
⑤高血圧症
⑥医療チームのサポートがない

▼日本心臓病学会が紹介している臨床で役立つアプリ（抜粋）

Seattle Heart Failure Model Calculator	欧米の慢性心不全患者データをもとにした慢性心不全患者の生命予後予測モデルです。本邦でもその妥当性が確認されています。
MAGGIC：Heart Failure Risk Calculator	Swedenにおけるレジストリデータをもとにした慢性心不全の生命予後予測モデルです。本邦でもその妥当性が確認されています。
GWTG-Heart Failure Risk Score	急性心不全患者における院内死亡率を予測する臨床スコアです。本邦でもその妥当性が確認されています。

出典：日本心臓病学会HP（https://www.jcc.gr.jp/katsudo/iinkai/clinicalTools/index.html）

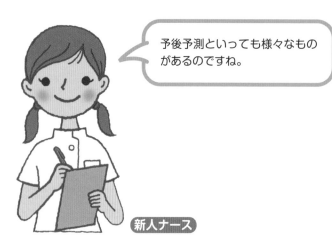

予後予測といっても様々なものがあるのですね。

新人ナース

＊…ものがあります　Tsuchihashi M, et al,: Medical and socioenvironmental predictors of hospital readmission in patients with congestive heart failure. Am Heart J 2001: 142 (2) : E7

終末期のサイン

一般的には心機能が低下していくにつれ、両心不全の症状を呈していくことが多いとされます。今までと異なる症状を呈してきた場合は、進行している可能性が高いと思われます。急性・慢性心不全診療ガイドラインでは心不全の自覚症状、身体所見として下表が示されています。

また、同ガイドラインでは、進行性の身体的・精神的機能低下を認め日常生活のほとんどに介助を要する場合や、適切な治療にも関わらず頻回の入院や重篤な悪化、QOLの著しい低下を認める重症心不全などでも緩和ケアが必要としています。

▼心不全の自覚症状、身体所見

うっ血による自覚症状と身体所見		
左心不全	自覚症状	呼吸困難、息切れ、頻呼吸、起座呼吸
	身体所見	水泡音、喘鳴、ピンク色泡沫状痰、Ⅲ音やⅣ音の聴取
右心不全	自覚症状	右季肋部痛、食思不振、腹満感、心窩部不快感
	身体所見	肝腫大、肝胆道系酵素の上昇、経静脈怒張、右心不全が高度なときは肺うっ血所見が乏しい
低心拍出量による自覚症状と身体所見		
自覚症状		意識障害、不穏、記銘力低下
身体所見		冷汗、四肢冷感、チアノーゼ、低血圧、乏尿、身の置き場がない様相

出典：日本循環器学会 ／ 日本心不全学会合同ガイドライン,急性・慢性心不全診療ガイドライン（2017年改訂版）(https://www.j-circ.or.jp/cms/wp-content/uploads/2017/06/JCS2017_tsutsui_h.pdf)

呼吸困難・倦怠感のケア

終末期心不全の症状については、呼吸困難、倦怠感、疼痛、不眠、嘔気・嘔吐、抑うつ、不安、せん妄など様々な症状を呈します。特に呼吸困難や倦怠感に対してはQOLに関わるので、丁寧にケアをしましょう（➡chapter4身体症状に対するケア、➡p.88、93参照）。

呼吸困難は、終末期心不全のなかで頻度の高い症状です。通常治療が症状の緩和につながる可能性もあるため、まずは治療可能な病態か、呼吸困難の原因は何か（低心拍出症候群・胸水・肺うっ血など、原因により治療方法が異なります）をアセスメントします。治療抵抗性の場合や苦痛が強い場合にはモルヒネの使用も検討されます。呼吸困難に対するモルヒネの量は、疼痛に対するものよりも少量で効果があるとされます。なお、非が

ん患者の呼吸困難に対しては、モルヒネまたはコデインのみが保険適応ですので注意してください。腎機能に配慮し過量投与にならないよう、呼吸回数と意識状態に気を付けてみていきます。なお、呼吸回数が10回／分を下回る場合は投与量を減量するほうがよいでしょう。

倦怠感においても、循環動態の安定を図りつつ介入します。リハビリテーション（特に呼吸筋トレーニングなど）が有用という報告もありますが、現時点では終末期の心臓リハビリテーションに対するエビデンスの蓄積は乏しく、明確な指針はありません。しかし、身体機能の維持や向上、精神的サポートなどの役割も期待されるため、患者の状況に応じて多職種でサポートする体制を整えましょう。

長期計画と再評価

どの慢性疾患もそうですが、長期計画として、1年ごとに心不全の経過を見直し再評価し、本人・医療/介護職・家族などで共有することがお勧めです。それ以外には表に示すような出来事があった場合に再評価をすることが勧められています。

心不全患者には高齢者が多く個別性が高いことから、心不全の管理だけでなく併存疾患を含めてバランスよく全身管理を行う必要があります。再増悪や再入院の予防には食事や服薬コンプライアンスを含めた日常生活の自己管理が重要であり、訪問看護や訪問介護を含めた社会的資源を充実させる必要があります。

▼再評価を考慮するべき出来事

> ①症状の増悪
> ②QOLの低下
> ③心不全での再入院
> ④利尿薬の量が増加している
> ⑤症候性低血圧
> ⑥植込み型除細動器（ICD）の作動
> ⑦静注強心剤の開始
> ⑧腎代替療法の考慮
> ⑨配偶者死亡などのライフイベント

出典：Yancy CW, et al. 2013 ACCF/AHA guideline for the management of heart failure:a report of the American College of Cardiology Foundation/American Heart Association Task Force on practice guidelines. Circulation, 128: e240-e327, 2013;128:e240-e327

心疾患ならではの注意点

心疾患の難しさは、徐々に終末期に向かう段階でも加療によりADLや心機能が回復することがあること、元気なときでも突然死などを起こす可能性があることです。また、最終段階に近い状態でも原疾患への治療が選択肢に挙がることがあり、患者本人・家族・医療者にとって、どこまで治療を続けるかという判断に難渋することが多いとされます。そのような背景もあり、十分にACPをできないまま終わりの時を迎える場合もあり、身体的苦痛のみならず精神的・社会的な苦痛も伴うことは容易に想定されます。

心機能が低下している患者は循環動態の問題から腎機能も低下していることが多く（心腎関連といいます）、使用できない薬剤があったり、薬剤調整が難しい場合があります。循環動態・血行動態の最適化には循環器専門家の知識が必要になる特殊な薬剤も多く、心不全の状態を一つとってみても、負荷をすべきか、どの薬剤（利尿剤、強心剤、血管拡張薬、ドパミン製剤など）を選択すべきか、という繊細な問題になります。病院の規模により検査や専門医に限りがあることがあり、高次医療機関に搬送すべきかどうか、どこまでやっていくか、患者とその近しい人たち、医療・福祉担当者と十分にACPを重ねておくことが重要です。

慢性呼吸器疾患

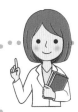

慢性呼吸器疾患では急性増悪を繰り返すことにより身体的・心理的・社会的な問題を抱え、負の循環に陥ります。多職種による早期からの支援が重要です。

一般的なクリニカルコース

慢性呼吸器疾患は慢性的に呼吸器（上気道・気管・気管支・肺・胸膜など）に起こる疾患の総称です。気管支喘息（**BA***）、慢性閉塞性肺疾患（**COPD***）、間質性肺炎（**IP***）、慢性気管支炎、悪性腫瘍、塵肺、膠原病肺、先天性肺疾患などがあります。**呼吸不全**は動脈血中の酸素分圧が60mmHg以下と定義されます。**I型**と**II型**があり、I型は二酸化炭素分圧の増加がない場合（45mmHg以下）、II型は二酸化炭素分圧の増加が

ある場合（45mmHgを超える）とされています。呼吸不全が1か月以上続く状態が**慢性呼吸不全**です。呼吸不全は肺疾患だけではなく、筋萎縮性側索硬化症や筋ジストロフィーなどの神経・筋疾患でも起こることがあります。ここでは、頻度の高いCOPDを中心に解説します。

巻末資料にも典型的な経過の例を示しました（➡ p.179～188参照）。

COPDの病態

COPDは喫煙などを主とする有害物質を長期に吸入暴露などにより生じる肺疾患です。60歳以降、男性に多く発症します。しかし、喫煙については女性で暴露リスクが高く、注意が必要です。死亡原因の第10位に挙げられていますが、肺炎などのリスクにもなるため、肺炎として計上されている可能性もあり、間接死因まで含めるとさらに増える可能性があります。

「慢性呼吸器疾患＝肺の病気」と考えられがちで、確かに呼吸困難は9割以上の患者に出現しま

すが、倦怠感、不安、疼痛、抑うつ、不眠、食欲不振といった全身的な自覚症状も多いです。「日常生活が制限されやすいため自宅に引きこもりがちになる」という社会的問題もあり、心理的・社会的支援も必要です。

また、進行すると呼吸困難の緩和は困難で、COPDの終末期では約50％の患者が呼吸困難を緩和できずにいるとされています*。このため、早期に包括的な介入が必要な疾患です。

---

* **BA** Bronchial Asthmaの略。　* **COPD** Chronic Obstructive Pulmonary Diseaseの略。
* **IP** Interstitial Pneumoniaの略。
* …**されています** Rocker G, et al: Palliation of dyspnea in advanced COPD: revisiting a role for opioids. Thorax, 64: 910-925, 2009

COPDの病期分類

　COPDの病期分類は、気管支拡張薬吸入後の FEV1/FVC<70%が必須条件で、さらに%FEV1 に応じてⅠ〜Ⅳ期に分類されます。5年生存率は、 Ⅰ期で90%、Ⅱ期で80%、Ⅲ期で60%とされて います（下表）。

▼COPDの病期分類と5年生存率

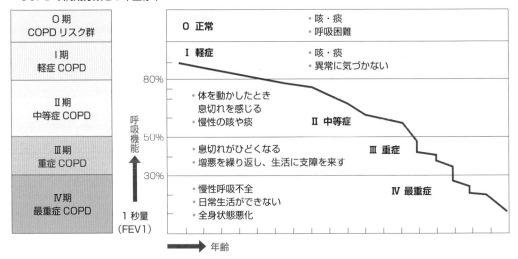

出典：COPD診断と治療のためのガイドライン第2版　2004年より作成
　　　日本呼吸器学会COPDガイドライン第5版作成委員会編：COPD（慢性閉塞性肺疾患）診断と治療のためのガイドライン2018[第5版]. メディカルビュー社, 東京：50, 2018

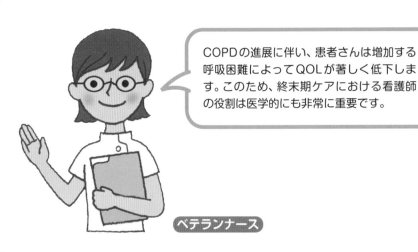

COPDの進展に伴い、患者さんは増加する 呼吸困難によってQOLが著しく低下しま す。このため、終末期ケアにおける看護師 の役割は医学的にも非常に重要です。

ベテランナース

COPDの自覚症状の評価

自覚症状の評価には、**CAT**＊質問票がよく使われています。これは、症状やQOLに関する8項目を0〜40点で評価するもので、QOLを測定する**SGRQ**＊**質問票**と相関があるとされています。日常生活の障害度や治療効果の評価に役立ち、日本呼吸器学会も推奨しています。呼吸困難の程度評価には、日本では**Hugh-Jones分類**が使われることもありますが、国際的には**mMRC**＊**質問票**が一般的です。

▼CAT質問票

			点数
まったく咳がでない	0・1・2・3・4・5	いつも咳がでている	
まったく痰がつまった感じがしない	0・1・2・3・4・5	いつも痰がつまっている感じがする	
まったく息苦しくない	0・1・2・3・4・5	非常に息苦しい	
坂や階段を上がっても息切れがしない	0・1・2・3・4・5	坂や階段を上ると、非常に息切れがする	
家での普段の生活が制限されることはない	0・1・2・3・4・5	家での普段の生活が非常に制限される	
肺の状態を気にせずに外出できる	0・1・2・3・4・5	肺の状態を気になって外出できない	
よく眠れる	0・1・2・3・4・5	肺の状態が気になってよく眠れない	
とても元気だ	0・1・2・3・4・5	まったく元気がない	

出典：日本呼吸器学会COPDガイドライン第6版作成委員会 編：COPD(慢性閉塞性肺疾患)診断と治療のためのガイドライン第6版, 2022, p.58

▼Hugh-Jonesの呼吸困難重症度分類

Ⅰ度	同年齢の健常者と同様の労作ができ、歩行、階段昇降も健常者並みにできる。
Ⅱ度	同年齢の健常者と同様に歩行はできるが、坂、階段の昇降は健常者並みにはできない。
Ⅲ度	平地でさえ健常者並みには歩けないが、自分のペースでなら1マイル(1.6km)以上歩ける。
Ⅳ度	休みながらでなければ50ヤード(約46m)も歩けない。
Ⅴ度	会話、着物の着脱にも息切れを自覚する。息切れのために外出できない。

▼mMRC息切れスケール質問票

グレード0	激しい運動をしたときだけ息切れがある。
グレード1	平坦な道を早足で歩く、あるいは緩やかな上り坂を歩くときに息切れがある。
グレード2	息切れがあるので、同年代の人よりも平坦な道を歩くのが遅い、あるいは平坦な道を自分のペースで歩いているとき、息切れのために立ち止まることがある。
グレード3	平坦な道を約100m、あるいは数分歩くと息切れのために立ち止まる。
グレード4	息切れがひどく家から出られない、あるいは衣服の着替えをするときにも息切れがある。

＊ **CAT** COPD Assessment Testの略。
＊ **SGRQ** St. George Respiratory Questionnaireの略。
＊ **mMRC** modified British Medical Research Councilの略。

5

疾患別のケア

予後不良因子と予後予測ツール

COPDの予後不良因子には、PaO2の低下、1秒量の低下、肺活量の低下、最大換気量の低下、運動負荷時のPaO2低下があります。肺疾患以外の予後不良因子には全身組織の酸素化不良、高齢、低栄養状態、胃潰瘍合併、右心不全合併、電解質異常が挙げられます[*]。

予後予測に用いられる**BODE index**は、**B**ody mass index（BMI）、airflow **O**bstruction（気道閉塞度）、**D**yspnea（呼吸困難）、**E**xercise capacity（運動能力）を数値化し、高スコアが重症を示します。スコア7〜10点の最重症群では52

か月以内に約80%が死亡するとされています[*]。急性増悪時や喘息、心不全、他の呼吸器疾患の場合には適さないことがあります。

BODE indexを簡略化した**ADO index**は年齢、呼吸困難、気道閉塞度で評価します[*]。

COPDの急性増悪時の評価には、**BAP-65**（血中尿素窒素、急性意識障害、心拍数、65歳以上）と**DECAFスコア**（呼吸困難、好酸球減少、浸潤影、アシデミア、心房細動）があり、いずれも院内死亡リスクを評価します。BAP-65は48時間以内の人工呼吸器管理の必要性も示しています。

▼BODE index

BODE	0	1	2	3
FEV1% pred	≧65	50〜64	36〜49	≦35
6MWD (m)	≧350	250〜349	150〜249	≦149
mMRC	0〜1	2	3	4
BMI (kg.m^{-2})	≧21	<21		

▼ADO index

	0	1	2	3	4	5
FEV1 (%予測)	≧65%	≧36〜64%	≦35%			
呼吸困難 (MRC Scale)	0〜1	2	3	4		
年齢 (歳)	40〜49	50〜59	60〜69	70〜79	80〜89	≧90

ADO indexによるCOPD患者の3年間の死亡予測

	0	1	2	3	4	5	6	7	8	9
Patients with longstanding and severe COPD	7.2%	9.9%	13.5%	18.1%	23.9%	30.8%	38.7%	47.2%	55.9%	64.2%
	2.7 〜17.9%	4.4 〜20.6%	7.2 〜23.8%	11.4 〜27.5%	17.4 〜31.8%	24.8 〜37.4%	32.0 〜45.7%	37.9 〜56.6%	43.1 〜68.0%	47.8 〜77.8%
Patients after first hospital admission due to moderate 〜to〜severe COPD	3.0%	4.0%	5.4%	7.3%	9.8%	12.9%	16.9%	21.8%	27.6%	34.3%
	0.9 〜9.0%	1.6 〜10.0%	2.7 〜10.9%	4.3 〜12.1%	6.8 〜13.9%	9.6 〜17.1%	12.0 〜23.3%	13.7 〜32.8%	15.2 〜44.9%	16.7 〜57.9%

[*]…が挙げられます　一般社団法人日本終末期ケア協会監修　終末期ケア専門士　公式テキスト第2版, P299

[*]…されています　Bartolome R, celli et al.: The body-mass index, airflow obstruction, dyspnea, and exercise capacity index in chronic obstructive pulmonary disease. N Engl J Med. Mar 4, 350 (10) :1005-12, 2004. PMID: 14999112

[*]…気道閉塞度で評価します　Puhan MA, Garcia-Aymerich J, Frey M, et al. Expansion of the prognostic assessment of patients with chronic obstructive pulmonary disease: the updated BODE index and the ADO index. Lancet 2009; 374: 704-711

終末期のサイン

呼吸器疾患においても心疾患と同様に、「ここから終末期」という明らかな線引きはできません。急性増悪と寛解を繰り返しながら少しずつADLが低下するとされています。また、急性増悪からそのまま改善できない場合もあります。

重症COPDにおいて、表1に示す6つのタイミングで疾患の重症度が変わるきっかけとなったという報告があります。これらのタイミングを目安に患者や近しい人たちとの話し合いを進めてみてはいかがでしょうか。

海外では、終末期の基準として数か月にわたって息切れや衰弱のために他者の支援に依存している、かつ、以下の表2の少なくとも2項目を満たした場合に終末期と定義する学会もあります（ここでの終末期は予後半年から数年程度と推察され

ます）。

なお、COPDの終末期像としては、急性増悪による終末期とCO_2ナルコーシスによる終末期の2パターンがあります。通常は「呼吸刺激＝CO_2がたまること」ですが、COPDなどは慢性的にCO_2がたまっているので、「呼吸刺激＝O_2が下がること」にスイッチしています。SPO_2低下だけを指標にむやみやたらに高濃度の酸素を投与すると、O_2増加で呼吸刺激がなくなり、呼吸抑制➡CO_2貯留増加➡中枢神経に作用➡意識障害となるため注意が必要です。酸素投与時は常にCO_2ナルコーシスを念頭に置き、意識状態の変化に注意し、必要によっては血中炭酸ガスの濃度測定などを依頼します。CO_2ナルコーシスに陥った場合は強制換気によるCO_2の排出が必要となります。

▼表1　COPDの重症度が変わるきっかけ

①レクリエーションができなくなった（ボウリングなどの活動的なものだけでなく、料理・読書・裁縫・ガーデニングなども含む） ②自宅環境が変化した（新居への引っ越しだけでなく医療サポートのある住宅への入居も含む） ③急性増悪により入院した（ICU入院やBiPAP、人工呼吸器管理など） ④在宅酸素が導入された ⑤パニック発作を起こした ⑥身の回りのことにサポートが必要になった（排泄や入浴のみならず買い物や掃除、料理も含む）

出典：Amanda Landers, et al: Patient perceptions of severe COPD and transitions towards death: a qualitative study identifying milestones and developing key opportunities. NPJ Prim Care Respir Med, 25: 15043, 2015

▼表2　COPDの終末期の定義

①過去6か月以内に増悪、および／またはNPPVもしくは人工呼吸器を要する入院、 ②LHOT/HOT、NPPVの継続、 ③適切な栄養療法を行ってもBMI 18kg/m²未満、 ④進行性もしくは新たに診断された重篤な併存疾患がある。

出典：Cell BR. Et al. Pharmacotherapy and lung function decline in patients with chronic obstructive pulmonary disease. A systematic review. Am J Respir Crit Care Med. 203: 689-698, 2021

ケアのポイント

　COPDは症状や状態により負のサイクルをきたすことが知られており、日常生活の維持を図ることが重要です。急性増悪を繰り返すことによる心理・社会的な問題を抱えることも多く、セルフケア支援や家族支援も重要です。

　COPDではどの段階でも①標準的な治療を行って病態を安定させ、増悪を防止すること、②栄養や運動を軸とした呼吸リハビリテーションで機能を維持・向上させること、③苦痛を評価し緩和すること、が必要で、継続的なコミュニケーションとACPが全経過を通じて貫かれていかなければならないとされています*。

　症状については、評価ツールを用いて経時的な変化がわかるようにします。**修正Borgスケール**や**VASスケール**などを用いるとよいでしょう。客観的評価には**RDOS***があります。

▼負のサイクル

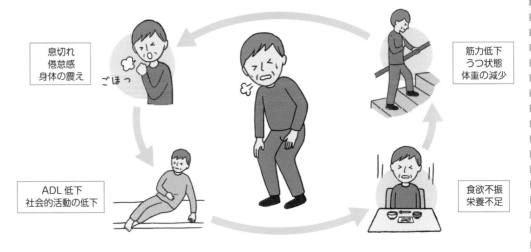

▼COPDの疾患軌道とACP、緩和ケア

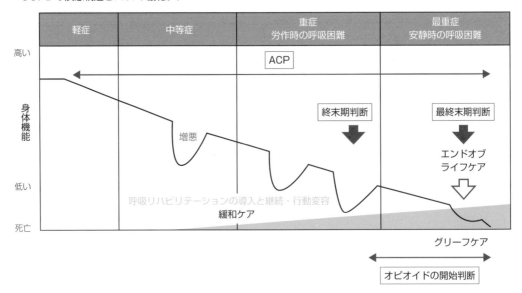

*…とされています　COPD（慢性閉塞性肺疾患）診断と治療のためのガイドライン2022[第6版]　一般社団法人日本呼吸器学会。

*RDOS　Respiratory Distress Observation Scaleの略。

▼呼吸困難の主観的な量的評価尺度

● Numerical Rating Scale（NRS）

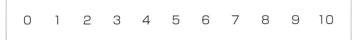

0　1　2　3　4　5　6　7　8　9　10

● Visual Analogue Scale（VAS）100mm

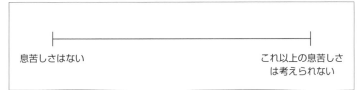

息苦しさはない　　　　　　　　　　　これ以上の息苦しさ
　　　　　　　　　　　　　　　　　　は考えられない

● 修正 Borg スケール

— 10.0	非常に強い
— 9.0	
— 8.0	
— 7.0	かなり強い
— 6.0	
— 5.0	強い
— 4.0	やや強い
— 3.0	
— 2.0	弱い
— 1.0	かなり弱い
— 0.5	非常に弱い
— 0	なにも感じない

▼日本語版客観的呼吸困難評価スケール（RDOS）

項目	0点	1点	2点
心拍数/分（回）	89以下	90〜109	110以上
呼吸困難/分（回）	18以下	19〜30	31以上
落ち着きのなさ： 患者の合目的でない動き	無	時々軽微な動き	頻繁な動き
奇異呼吸パターン： 吸気時に腹部が陥没	無		有
呼吸補助筋の使用： 肩呼吸	無	わずかに上昇	著しく上昇
呼気終末のうめくような喉音： 荒く唸るような音（呻吟）	無		有
鼻翼呼吸： 呼吸時の鼻翼の拡張・動き	無		有
恐怖におののいた様な表情 （苦悶表情）	無		目を見開いている 顔面の筋肉が緊張している 眉間に皺が寄っている 口を開けている 歯をくいしばっている

出典：Sakuramoto H. et al: Translation, reliability, and validity of Japanese version of the Respiratory Distress Observation Scale. PLoS One. 16 (8)：e0255991, 2021

慢性呼吸器疾患ならではの注意点

終末期の呼吸困難へのケアは、前述したとおり、実に半数の患者が十分な改善を感じていないとされており、特に気を配りたいところです。身体症状別のケア（➡p.80参照）を参考にして、体位の工夫、室内の環境、送風療法などを心掛けます。緩和的薬物療法としてのモルヒネの選択についても、本人・家族・多職種で検討し必要時はすみやかに導入できるようにします。一般的に呼吸困難に対するモルヒネの量は疼痛に使用するより少量です。呼吸困難はパニックや不安、抑うつ、睡眠障害などを引き起こしますので、それらに対する薬物療法も考慮されます。他の慢性疾患と同様に、「ここからが終末期」という線引きや「何回増悪すれば終末期」というくくりがあるわけではないので、継続した介入とケアが必要です。

● 栄養療法

呼吸器疾患は呼吸に大きなエネルギーを費やすため、慢性消耗性疾患の一つであり、栄養療法も重要です。急性期は通常の20～30%増しのエネルギー（総栄養の20%のタンパク質、60～70%の炭水化物）でコントロールします。ビタミンやミネラルの補充にも気を配ります。慢性期など徐々に進行が見られると、呼吸困難感や易疲労性のため長時間の咀嚼や食事自体が困難になります。消化吸収機能も低下することが知られ、便秘や下痢などの腸管トラブルも起こしてきます。し

たがって、やわらかいものや吸収しやすい食事への形態変更や経口栄養補助食品（高たんぱく・高カロリーで炭酸ガス産生を抑制し呼吸商を下げるような補助食品が理想）の併用も検討します（肺疾患用の補助食品などもあります）。

● リハビリテーション

多くの研究では、早期からの呼吸リハビリテーションの介入により、急性増悪時も生命転機の改善・ADL低下の予防効果が認められています。また、慢性期でも継続したリハビリテーションにより持久力の向上やADL低下を防ぐことができます。急性期はレジスタンストレーニングやコンディショニングから介入し徐々に持久力トレーニング、ADLトレーニングへと進めます。体位排痰法、体位ドレナージなども有用です。慢性期には呼吸法・下肢筋力訓練・起立法・ウォーキングと段階的に進めていきます。運動療法には栄養療法との併用が有効ですので、栄養指導なども忘れずに行います。呼吸困難によるパニックになりそうなときは、パニックコントロールとして、患者には自力でゆっくり深い呼吸を行ってもらいつつ、介助者が呼吸介助法（呼吸に合わせて胸郭の圧迫と解除を繰り返し、外圧的に呼吸補助を行うこと）を行えるように指導しておくと対応しやすくなります。

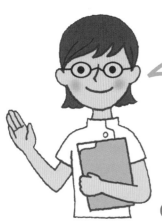

終末期の呼吸困難へのケアでは、症状緩和のために体位の工夫や環境調整、薬物療法など多角的なアプローチ必要となります。

ベテランナース

腎疾患

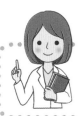

慢性の腎機能障害の場合は、腎代替療法の選択が大きな分岐点となります。
導入・維持・中止に際しては本人・家族・多職種で十分な話し合いを行います。

CKDの定義とステージ分類

腎機能障害は急性に起こるものと慢性に起こるものに分類されます。急性の腎障害では、原因を取り除くことにより腎機能が回復する場合もありますが、慢性の腎障害では、数か月〜数年の経過で腎機能障害が進行し、最終的には不可逆的な末期腎不全に陥り、生体の恒常性の維持が困難になります。

慢性の腎機能障害は**慢性腎臓病（CKD**＊）と呼ばれ、**表1**のように定義されています。なお、尿中アルブミンについては保険上査定できない場合もあるため（糖尿病が存在していないと査定ができません。しかし、糖尿病患者においては尿中アルブミンの定期的な測定が強く推奨されています）、尿蛋白定量と尿中Cr測定により尿蛋白/Cr比（g/gCr）を算出し、0.15 g/gCr以上が腎障害の指標とされます＊。また、CKDは原疾患・GFR区分・蛋白尿区分を合わせたステージにより評価します（**表2**）。

▼表1　CKD診断基準（以下のいずれかが3か月を超えて存在）

腎障害の指標	アルブミン尿（**AER**＊≧30mg/24時間；**ACR**＊≧30）mg/gCr 尿沈渣の異常 尿細管障害による電解質異常やそのほかの異常 病理組織検査による異常、画像検索による形態異常 腎移植
GFR低下	GFR<60mL/分/1.73m²

出典：KDIGO CKD guideline2012

＊**CKD**　Chronic Kidney Diseaseの略。
＊…**とされます**　日本腎臓学会編集．エビデンスに基づくCKD診療ガイドライン2018，東京医学社，2018
＊**AER**　尿中アルブミン排泄率。
＊**ACR**　尿アルブミン/Cr比。

▼表2　CGA分類、慢性腎臓病の重症度分類

原疾患	尿蛋白区分		A1	A2	A3
糖尿病	尿アルブミン定量 (mg/日) 尿アルブミン/Cr比 (mg/gCr)		正常	微量 アルブミン尿	顕性 アルブミン尿
			30未満	30〜299	300以上
高血圧 腎炎 多発性嚢胞腎 移植腎 不明 その他	尿蛋白定量 (g/日) 尿蛋白/Cr比 (g/gCr)		正常	軽度蛋白尿	高度蛋白尿
			0.15未満	0.15〜0.49	0.50以上
GFR区分 (mL/分/1.73m²)	G1	正常または高値　≧90			
	G2	正常または軽度低下　60〜89			
	G3a	軽度〜中等度低下　45〜59			
	G3b	中等度〜高度低下　30〜44			
	G4	高度低下　15〜29			
	G5	末期腎不全 (ESKD)　<15			

重症度は原疾患・GFR区分・蛋白尿区分を合わせたステージにより評価する。CKDの重症度は死亡、末期腎不全、心血管死発症のリスクを緑■、黄□、オレンジ■、赤■で示す (この順にステージが上昇するほどリスクは上昇する)。
出典：日本腎臓学会 編、エビデンスに基づくCKD診療ガイドライン2018

CKD

　CKDは生活習慣病や高齢化によって増加傾向にあり、日本腎臓学会の調査によると成人の8人に1人がCKD患者であるとされています＊。症状が出にくいため、早期発見が遅れるなどの問題もあります。また、心血管障害や骨・ミネラル代謝異常などの合併症を併発し様々な問題が起こってきます。

　腎機能障害が進行すると、まずは食事・水分制限や服薬治療などの自己管理による治療が必要となります。また、後述の透析導入を行った場合は時間的制約や身体症状などから社会的役割の喪失にもつながる可能性があり、社会的・精神的支援が必要になります。近年の透析導入は高齢化が進み、2020年には透析導入患者の平均年齢が70歳を超えました＊。

　高齢者では認知機能の低下や身体機能の低下、併存疾患の存在などから家族や社会資源のサポートがなければ自己管理困難となることもあり、包括的な介入が必要となります。

＊…**とされています**　一般社団法人日本腎不全看護学会編：腎不全看護 第5版, P119, 医学書院, 2016
＊…**を超えました**　日本透析医学会 統計調査報告 我が国の慢性透析療法の現況 (2021年12月31日現在)。

腎代替療法

CKDでは、一般的には徐々に腎機能が低下し、それに伴い様々な身体症状が出現し、最終的には腎機能が廃絶に至ります。腎機能が低下し、**末期腎不全（ESKD＊）**になると**腎代替療法**の検討が必要になります。腎代替療法には**腎移植**と**透析療法**があり、腎移植には**生体腎移植**と**献腎移植**、透析療法には**血液透析**と**腹膜透析**があります。透析療法は、わが国では新規透析の場合は90％以上が血液透析となっています。また、腎代替療法を選択しない保存的療法もあります。生命維持のために透析を必要とする患者が保存的療法を選択して透析療法を見合わせた場合には、数日から数週で死亡する可能性が高いとされています。

腎代替療法の導入基準については、世界共通のものはなく、日本では1991年に提案された血液透析導入基準が一般的です（**表**）。しかし、この基準は提案されてから30年以上が経過しており、見直しが検討されています。

以前は腎機能が退廃してから腎臓専門医へ紹介したり透析を導入したりすることが多く見られましたが、近年では少なくともCKDステージ4で腎臓専門医への紹介が望ましいとされています。海外のコホート研究において、透析導入前に腎臓専門外来を受診した期間が長い（3〜6か月以上）、あるいは回数が多いほど、透析導入後1〜2年間の生命予後が良いという報告があります。

なお、透析導入については、2020年に「透析の開始と継続に関する意思決定プロセスについての提言」が出されており、参考にするとよいと思います（**次ページ図**）。

▼1991年に提案されたわが国の血液透析導入基準

1. 尿毒症候	点数
1 症状	10
2 症状	20
3 症状以上	30
①心血管系症候　②電解質異常　③消化器系症候　④神経系症候 ⑤血液系症候　⑥眼症候　⑦その他の症候	

2. 腎機能	点数
3≦Cr<5mg/dl（又は20≦CCr<30ml/min）	10
5≦Cr< 8 mg/dl（又は10≦CCR<20ml/min）	20
8mg/dl≦Cr（又はCCr≦10ml/min）	30

3. 日常生活制限	点数
通勤・通学が困難	10
半日を臥床せざるを得ない	20
1日中を臥床せざるを得ない	30

15歳未満、65歳以上の場合10点を加算、糖尿病性腎疾患患者には10点を加算
合計が60点を超える場合、早期の透析導入を必要とする

＊ ESKD　End-Stage Kidney Diseaseの略。

▼腎代替療法が必要に至った時点での意思決定プロセス

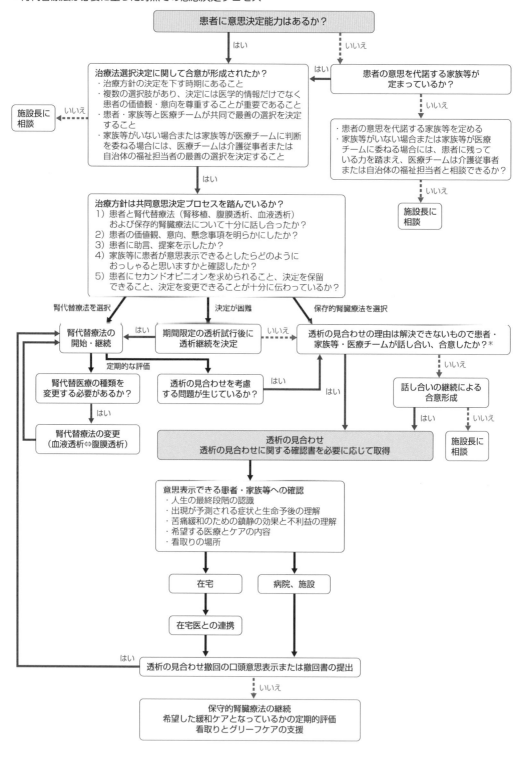

※解決可能な見合わせ理由として、通院困難、透析中の低血圧、穿刺痛などで、患者は苦痛と考えているが適切な介入により解決できる可能性があるもの

出典：透析の開始と継続に関する意思決定プロセスについての提言作成委員会：透析の開始と継続に関する意思決定プロセスについての提言. 日本透析医学会雑誌, 53（4）：173-217, 2020

予後予測ツール

現在、腎疾患に対する予後予測ツールとして確立されたものはありません。腎不全患者の予後は腎代替療法を行うか否か、また併存疾患の有無により異なってきます。一定の腎機能低下（1〜3年間で血清Cr値の倍化、eGFR 40%もしくは30%の低下）や、5.0mL/分/1.73m²/年を超えるeGFRの低下はCKDの進行、予後不良因子となるとされます＊。

腎代替療法を選択した場合、1年生存率は90%程度、5年生存率は60%程度といわれます。一方、選択しなかった場合の1年生存率は65%とされます。eGFRが10mL/分/1.73m²となった後の生存期間は1〜22か月、平均で11か月という報告もあります＊。

終末期のサイン

腎不全が進行することで出現する症状には、倦怠感、食欲低下、嘔気、呼吸困難、皮膚掻痒感、疼痛、抑うつ、便秘などがあります。検査異常には、アシドーシスの進行、高カリウム血症、貧血、リン・カルシウム代謝異常などがあります。

これらの症状の出現や数値の悪化、また感染症や心不全などの併発といったイベントごとにケアの見直しが必要となります。なお、死亡原因の多くは腎不全ですが、透析を導入した場合は心不全、感染症、悪性腫瘍、脳血管障害などが主な死因となります。

巻末資料にも典型的な経過の例を示しました（➡p.179〜188参照）。

＊…**とされます** 日本腎臓学会編集．エビデンスに基づくCKD診療ガイドライン2023, 東京医学社, 2023

＊…**報告もあります** Burns A, et al: Maximum conservation management: a worthwhile treatment for elderly patients with renal failure who choose not to undergo dialysis. J Palliat Med, 10 (6) : 1245-1247, 2007 (PMID 18095799)

終末期患者の透析導入

　終末期患者の透析導入については、単にCKDのステージや年齢だけでは決定できず、患者自身の意思決定能力、併存疾患やADLなどを考慮し患者・家族・多職種での話し合いが必要となります。

　併存疾患や年齢によっては透析導入による生命予後の改善は見込めないとされる場合もあり、海外では米国腎臓学会（ASN*）/ RPA*が共同で声明を出しています。

● 透析を見合わせる判断

　維持透析中の患者がこの先の透析を見合わせる場合、透析導入を見送った患者より予後不良とされます。一般的には透析を中止してから1週間から10日程度の余命といわれることが多く、終わりの時を覚悟しての決断となり、やはり患者自身の意思を尊重し、家族や多職種での協議を繰り返すことが必要です。なお、『透析の開始と継続に関する意思決定プロセスについての提言』にも透析の見合わせについて検討する状態について触れられています。

▼ASN/PRAの声明

75歳以上で以下の予後不良因子のうち、
2つ以上を満たす場合は維持透析導入を控えることを推奨

①機能障害がある
②重度の栄養失調がある（血清アルブミン<2.0 g/dL）
③複数の併存疾患がある
④Surprise question（➡p.49参照）に対して「1年以内に亡くなっても驚かない」と医療者が思う

出典：Moss AH: Revised dialysis clinical practice guideline promotes more informed decision-making. Clin J Am Soc Nephrol, 5: 2380-2122, 2013

▼透析の見合わせについて検討する状態

1　透析を安全に施行することが困難であり、患者の生命を著しく損なう危険性が高い場合
　①生命維持が極めて困難な循環・呼吸状態等の多臓器不全や持続低血圧等、透析実施がかえって生命に危険な状態
　②透析実施のたびに、器具による抑制および薬物による鎮静をしなければ、安全に透析を実施できない状態

2　患者の全身状態が極めて不良であり、かつ透析の見合わせに関して患者自身の意思が表明されている場合、または、家族等が患者の意思を推定できる場合
　①脳血管障害や頭部外傷の後遺症等、重篤な脳機障害のために透析や療養生活に必要な理解が困難な状態
　②悪性腫瘍等の完治不能な悪性疾患を合併しており、死が確実にせまっている状態
　③経口摂取が不能で、人工的水分栄養補給によって生命を維持する状態を脱することが長期的に難しい状態

出典：透析の開始と継続に関する意思決定プロセスについての提言作成委員会：透析の開始と継続に関する意思決定プロセスについての提言. 日本透析医学会雑誌, 53 (4)：173-217, 2020

* **ASN**　American Society of Nephrologyの略。
* **RPA**　Renal Physicians Associationの略。

ケアのポイント

身体症状としての血圧変動や尿毒症症状（特に嘔気などの消化器症状）、浮腫、疼痛、全身倦怠感、便秘、皮膚掻痒感、レストレスレッグ症候群などへのケアが必要です。

透析を行っている場合は、適宜透析条件の見直し（除水速度、ドライウェイトの設定など）、内服薬の見直しなどを行います。疼痛に関しては、10年以上透析を行っている場合は透析アミロイドーシスによる手根管症候群や破壊性脊椎関節症、骨・関節痛などがあります。鎮痛薬としてはアセトアミノフェンやトラマドールを使用します。自尿のない残腎機能が廃絶した維持透析患者の場合はNSAIDsの使用は可能です。全身倦怠感の原因として貧血がある場合は治療介入が必要です。腎性貧血の場合、『エビデンスに基づくCKD診療ガイドライン2023』においてヘモグロビンの下限値は10g/dL、上限値は13g/dLを目安とされ、個々の症例のQOLや背景、病態に応じて判断するよう提案されています。便秘については、酸化マグネシウムの投与はMgの蓄積から注意が必要です。近年は様々な便秘治療薬が登場し、選択肢が広がっています。皮膚掻痒感は、尿毒症症状によることが多く、外用薬や抗ヒスタミン薬・抗ア

レルギー薬ではなかなか改善しないことがありますが、ナルナラフィン（オピオイドκ受容体作動薬）の効果が期待されており、選択肢になるかもしれません。CKD患者においてはレストレスレッグ症候群の合併が多いことも知られており、まずは対応可能な病態（鉄欠乏性貧血、腎性貧血、二次性副甲状腺機能亢進症、他の電解質などの問題）の検索・対応や透析条件の見直しを行いつつ、改善しない場合は薬物療法（プラミペキソールやクロナゼパムなど）を考慮します。不眠の原因にもなり、QOLの低下にもつながりますので、適切に対応しましょう。

透析導入時や維持透析期に特に強く見られますが、CKDの患者は様々な心理的葛藤やストレスを抱えており、CKD患者の心理的ケアを行う「**リイコネフロジー**」という領域も確立されつつあります。日常生活においては食事制限（蛋白制限・塩分制限・高カロリー・低カリウム・低リンが基本です）、栄養療法など専門職種との連携が必要です。なお、腎臓リハビリテーションを併用している透析施設もあり、運動療法やアロマテラピーなどの有用性の報告も期待されます。

腎疾患ならではの注意点

腎機能低下症例では、まずは薬剤の調整に難航することが多くあります。容量調整が必要となり、腎機能によっては使用禁忌となることもあるため、ガイドラインなどを参考に注意して使用します。

前述しましたが、特に高齢者おいて、維持透析療法を導入するか・中止するかにまつわる、医学・倫理学的問題があります。各学会からの提言などを参考に、多職種での関わりが求められます。

また、「透析療法＝辛い・大変」という先入観を持ってはいけません。患者にとっては生活の一部であり生命線の維持です。保存期腎不全では使用できなかった薬剤が透析患者では使用できるなど選択肢が増える場合もあります。患者・家族それぞれの捉え方に耳を傾け、あくまで支援者として寄り添う姿勢を忘れないようにしましょう。

脳血管障害

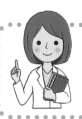

多くは急性に発症するためACPが難しいとされています。身体的・精神的ケアと同時に社会的支援も必要であり、本人や家族へのトータルケアを心掛けます。

一般的なクリニカルコース

　脳血管障害とは、脳の血管が原因となる疾患の総称で、いわゆる**脳卒中**と呼ばれます。**出血**および**梗塞（虚血）**が含まれます。出血には**脳出血**と**クモ膜下出血**があります。梗塞（虚血）は**アテローム血栓性脳梗塞、心原性脳塞栓症、ラクナ梗塞**が主で、他に**一過性脳虚血発作、塞栓源不明脳血栓塞栓症**などに分類されます。

　脳血管障害は、かつては死因の第一になっていましたが、食事療法（特に塩分制限）の浸透、治療の進歩などのため、現在は死因の第4位となっています。しかし、脳血管障害は、死因としては減っているものの、全介助状態に相当するいわゆる寝たきり（要介護5）になる原因の第1位です。脳血管障害後の生存者数は増加しており、医療・介護のニーズは依然として高い疾患です。

　脳血管障害の発作後30日以内の死亡率は20〜30%、障害の程度や種類は様々ですが10年生存率は21%とされています。発作後40%は中等度の障害を、15〜30%は重度の障害を残すとされます[*]。初回発作から1年以上での死亡原因は心疾患が40%、脳梗塞再発が20%といわれます[*]。ほかに誤嚥性肺炎も予後に大きな影響を与えます。脳血管障害後の在宅療養患者に絞ると、死因の43%が肺炎・脱水・窒息であり摂食嚥下機能低下が関与していると考えられています[*]。

　種類により経過は異なりますが、一般的にラクナ梗塞は段階的に機能が低下、心原性脳塞栓症は比較的範囲が大きいため症状が重いことが多く、再発しやすく長期生存が少ない傾向にあります。クモ膜下出血を含む脳出血は発症時の死亡率が高いものの、乗り切った場合には比較的安定し長期生存も見込まれます。

　巻末資料にも典型的な経過の例を示しました（➡p.179〜188参照）。

---

[*] …**残すとされます**　Bennett DA, et al: Natural history of mild cognitive impairment in older persons. Neurology, 59 (2) 198-205, 2002. PMID 12136057

[*] …**といわれます**　Hardie K, et al: Ten-year survival after first ever stroke in the perth community stroke study. Stroke, 34 (8) : 1842-1846, 2003. PMID 12843343

[*] …**考えられています**　平原佐斗司, 他: 非がん患者の在宅ホスピスケアの方法の確立のための研究. 2006年度後期在宅医療助成。

158

治療・ケアの概要

脳血管障害のタイプと発症した時間からどれくらい経過したかにより治療法が異なり、脳梗塞の場合は発症から時間が早い場合は血管内治療などの適応となります。しかし、一度損傷した脳細胞を元に戻す治療法はなく、基本的には全経過を通じてリハビリテーションが中心となります（コラム、➡p.125参照）。

急性期は全身状態が安定しないことが多く、誤嚥性肺炎や尿路感染症などの感染症や心不全などによる循環障害、転倒、皮膚損傷、深部静脈血栓症、けいれんがよく見られます。急性期における肺炎発症例ではその後の肺炎の発症リスクも高く、脳血管障害自体というよりも「併発する感染症などによって予後が変わることが多い」という印象があります。また、感染症を併発することなどにより全身状態が不安定になるとリハビリテーションの有効な介入が難しくなり、ADL回復に大きく影響を与えます。

後遺症や障害により自宅での介護が困難となった場合は、施設や療養病院での療養が中心となりますが、施設によって実施可能な栄養療法（経口、胃瘻、経鼻胃管、中心静脈栄養など）が異なります。脳血管障害の50%に嚥下障害が発症するとされ、経口摂取が困難となった場合は、複合的な視点や事情から適応を考える必要があります。なお、胃瘻造設においては様々な意見がありますが、脳血管障害に限っては胃瘻の増設は予後の改善につながる可能性が示唆されています。ここが老衰とは違うところです。

脳血管障害は再発を繰り返すことが多く、繰り返すたびに障害も重度となり最終的には意識障害や反応性の低下、経口摂取困難、寝たきりの状態へと進むことが多いとされます。発症が急であるため家族による代理意思決定が必要となるケースも多く、また家族の生活も大きく変わることから、家族の不安、葛藤、疲弊などの心身の負担も大きくなります。いずれの時期においても多職種での情報共有とサポートが欠かせません。

終末期のサイン

日本脳卒中学会の『**脳卒中における終末期医療に関するガイドライン2018**』によると「「**脳卒中における終末期**」は、回復不可能な全脳機能不全から、遷延性植物状態（**persistent vegetative state**）や、脳卒中再発や増悪を繰り返して寝たきりとなり死が間近に迫っている状態まで、幅広い状態を含みうる概念である。」とされており、特にこのガイドラインでは「脳卒中による全脳機能不全（脳卒中を原因とした、全脳の不可逆的な機能不全で、いかなる治療を行っても死が避けられない状態）」を中心に取り扱っています。

医療・ケアの中止の判断

脳血管障害は急に発症するため、本人や家族の意思に不明瞭な点が多く、「どこまで医療やケアを提供するか」について、家族の意思決定支援を行いながら決めなければなりません。このガイドラインでは、臓器提供を視野に入れた場合/臓器提供を行わない場合の双方が考慮されています。臓器提供を行わない場合、家族等に医療・ケアの変更・中止の希望があれば、「ガイドラインで定めた方法で全脳機能不全の確定判断を行い、各施設の臨床倫理委員会などの審議を経て病院長の承認のもと、延命治療の中止や差し控えを行いうる」ことを提言しています。しかし、実際のところは

延命治療中止のハードルは高く、倫理的問題を含め多くの課題が残されています。なお、2012年に日本老年病医学会からも『**高齢者の摂食嚥下障害に対するガイドライン**～人工的水分・栄養補給の導入を中心として』において、延命治療を控えることについての見解が示されていますが、法的整備が不十分な中で延命治療中止という選択肢は取り難いのが現状でしょう。

脳血管障害の終末期については、表に示す米国のホスピスプログラムでの適応基準が参考になるかもしれません。急性期と慢性期に分かれています。

▼米国のホスピスプログラムでの適応基準

急性期	各喘3日目で以下のうち3項目がある ・脳幹反射異常 ・呼びかけに反応しない ・痛み刺激に対して逃避反応がない ・血清クレアチニン値>1.5mg/dL
慢性期	1　Karnofsky Performance Status<50%　または　Palliative Performance Status<40% ※指標の詳細（➡p.133参照） 2　以下の1つを満たしており、水分・カロリー補給が持続的にできない 　・6か月で体重減少>19%または、3か月で体重減少>7.5% 　・血清アルブミン<2.5g/dL 　・言語療法への反応がなく、最近の誤嚥のエピソードがある 　・不十分なカロリー摂取が連続している 　・重度の嚥下障害により、生命を維持するために必要な水分・食物が摂取できず、かつ人工栄養を受けることができない
ホスピスケアを検討したいその他の要因	過去12か月以内に病状が進行性に悪化し、終末期であることを示す以下の合併症がある ・誤嚥性肺炎 ・急性腎盂腎炎 ・褥瘡（NPUAP分類ステージ3-4） ・抗菌薬投与後の発熱再燃

出典：Holloway RG, et al: Palliative and End-of-Life Care in Stroke. Stroke, 45: 1887-1916, 2014

ケアのポイント

脳血管障害の終末期は、機能回復ではなく機能維持や苦痛の緩和が主体になります。リハビリテーションや栄養療法についてはその有用性が知られており、チームで介入し本人の残存機能を最大限に発揮できるようなケアを行えるようにします。

身体的ケアについては、症状別のケアを行うと共に、麻痺側の扱いや皮膚損傷などの発生に留意します。清潔の保持やポジショニング、良肢位の指導、スモールチェンジ法を用いた適切な体位変換、ストレッチやマッサージなどのリハビリテーションの介入、体圧分散器具などを使用し、快適に過ごせるよう工夫します。また、嚥下障害を伴うことも多いため口腔ケアや排痰ケア、吸引、内服薬の見直しなどを必ず行います。

日本脳卒中学会は、『**重症脳卒中の維持期における緩和と療養に関する提言**』『自宅復帰困難な後遺症を呈する脳卒中の維持期（生活期）における緩和と療養に関する提言』を2022年に公開しています。それらによると、脳血管疾患は突発するため急性期のACPが困難であることや、あらかじめACPを実施しておくことが困難となる可能性を踏まえ、患者および家族への支援の在り方について提案しています＊。

特に段階に応じて適切な説明と支援が重要であるとされ、下表のケアが提案されています（提言内では「緩和ケア」という表現となっています）。具体的な説明内容も挙げられているため、一度は目を通していただきたい内容です。

▼日本脳卒中学会の提言＊

---

(1) 患者本人および家族等の不安・悩み・悲しみ・苦しみについて傾聴
(2) 患者本人および家族等に対する説明
(3) 患者本人に対する緩和ケア（身体的ケア、心理的ケア、社会的支援）
(4) 家族等に対する支援
(5) 今後の医療・ケアの方針に関する患者本人および家族等との話し合い

また、
「患者本人・家族等への説明は、病状の変化および家族等の受容や理解に応じて複数回行われることが原則である。そして、少なくとも

・急性期病院から回復期病院もしくは療養型病院に転院を検討するとき
・予後予測が可能となる発症3か月後
・回復期病院から療養型施設に転院するとき
・療養型施設に転院後3か月程度を経過した時点

のそれぞれの時点における説明は必要である」

＊…**提案しています**　重症脳卒中の維持期における緩和と療養に関する提言　一般社団法人日本脳卒中学会．脳卒中 44: 81-85, 2022
＊…**の提言**　自宅復帰困難な後遺症を呈する脳卒中の　維持期（生活期）における緩和と　療養に関する提言　一般社団法人日本脳卒中学会．脳卒中 44: 671-679, 2022

脳卒中の身体機能尺度

　なお、脳卒中の身体機能を測る尺度としては**機能的自立度評価法（FIM＊）、BI＊、mRS＊など**があります。**mRSが簡便ですが、細かい評価となるとBIやFIMの方が向いているとされます。**

　なお、2016年度の診療報酬改定で、回復期リハビリテーション病棟のアウトカム評価として**FIM評価**が導入されています。

▼mRS 脳卒中患者の障害に程度や生活自立度を評価する尺度

0	まったく症候がない
1	症候はあっても明らかな障害はない 日常の勤めや活動は行える
2	軽度の障害 発症以前の活動がすべて行えるわけではないが、自分の身の回りのことは介助なしに行える
3	中等度の障害 何らかの介助を必要とするが、歩行は介助なしに行える
4	中等度から重度の障害 歩行や身体的要求には介助が必要である
5	重度の障害 寝たきり、失禁状態、常に介護と見守りを必要とする
6	死亡

脳血管障害ならではの注意点

　前述してきたとおり、突発することが脳血管障害の何よりの特徴です。患者の障害受容過程においては、一気にすべてを受容するのではなく、「障害のある現実を受容する気持ち」と「いつかは元に戻れるのではないかという希望」が交互に出現することで心理的なダメージを和らげつつ現実を受け止めようとする気持ちが働くといわれています。家族や患者は、ある日突然いつもと違った生活になってしまいます。医療者は、まずは患者と家族の気持ちに寄り添い、場合によっては怒りや不安や悲しみといった感情にもよりそい支持していくことが必要です。

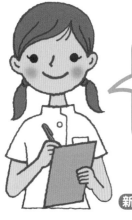

脳血管障害の突然起こるため、患者さんと家族は大きな心理的影響を受けるのですね。患者さんとその家族の感情に寄り添い、怒りや不安、悲しみに共感することの大切さがわかりました。

新人ナース

＊ **FIM**　Functional Independence Measureの略。
＊ **BI**　Barthel Indexの略。
＊ **mRS**　modified Rankin Scaleの略。

認知症

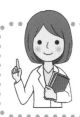

意思疎通が困難となり本人の意向が確認しにくいことが特徴で、経口摂取が難しくなった場合の代替栄養療法の選択がポイントとなります。最後まで本人らしく生きること、代理意思決定支援者への配慮が必要です。

認知症の診断基準

　認知症の詳細は他の本に譲りますが、認知症の診断には様々なものがあり、米国国立老化研究所/Alzheimer病協会ワークグループ（**NIA-AA**＊）の診断基準によると、仕事や日常生活の障害、以前の水準より遂行機能が低下、せん妄や精神疾患ではない、病歴と検査による認知機能障害の存在、記名記憶障害・論理的思考/遂行機能/判断力の低下・視空間認知障害・言語機能障害・人格/行動/態度の変化などの中から2領域以上の障害、となっています。重症度分類には様々なものがあり、国内外で統一されたものはありませんが、おおむね以下のようになっています。

▼各重症度分類の評価尺度における中等度・重度段階の特徴について

	中等度		中等度・重度	重度
MMSE＊得点と特徴	10-19点：記銘、見当識などに加えて構成、文記述なども減点		中等度・重度のcut offは10-12点（研究により定義異なる）	0-9点（0-3点は最重度）：呼称、復唱は残存しやすい
CDR＊stageと特徴	**Stage2** ・新しいことは急速に記憶から消失 ・十分に学習されていることは保持 ・地理的な見当識の障害 ・季節感を間違えた着衣		**Stage3** ・断片的なエピソード記憶のみ ・自分の名前や親しい家族の顔の認知は可能 ・身の回りの介助が必要 ・食事能力や移乗動作など基本動作は残存しやすい	
FAST＊stageと特徴	**Stage5** ・衣服を選んで着ることが困難 ・入浴も説得させることも必要	**Stage6**（a-eまで5段階に分類） ・不適切な着衣 ・入浴に介助必要 ・尿、便失禁を認める		**Stage7**（a-fまでの6段階に分類） ・言語機能の低下 ・発語量の減少 ・歩行能力の低下
GDS＊stageと特徴	**Stage4** ・最近の出来事に関する記憶が曖昧 ・集中力低下が明らか ・外出や金銭管理能力が減退	**Stage5** ・生活に関連した事柄を想起困難 ・適切な服を選び着衣困難 **Stage6** ・周囲状況や年、季節が理解困難 ・排泄の失敗あり ・生活に介助が必要		**Stage7** ・言語能力が失われる ・単語や断片的な発話 ・食事にも介助が必要 ・筋固縮もしばしば認める

出典：田中　寛之. 中等度・重度認知症のリハビリテーション ―評価と介入に対する考え方―, 日本老年療法学会誌　Vol. 2: 1-8, 2023

＊**NIA-AA**　National institute of Aging-Alzheimer's Association workgroupの略。
＊**MMSE**　Mini-Mental State Examinationの略。　　＊**CDR**　Climinal Dementia Ratingの略。
＊**FAST**　Functional Assesment Stagingの略。　　＊**GDS**　Global Deterioration Scaleの略。

一般的なライフコース

　図に示すように、認知症は年月と共に徐々にADLが低下し、最終的には嚥下機能障害による経口摂取不能となり、10年前後で死に至ることが一般的ですが、生存期間は心不全や呼吸器疾患などの基礎疾患や感染症などの併存疾患の影響も大きく関与します。誤嚥性肺炎の併発も多く、「肺炎自体は抗菌薬治療などで改善してもギリギリであった嚥下機能が廃絶に近い状態になり経口摂取が困難になる」というケースに臨床ではよく出会います（認知症の種類によっては、偽性球麻痺や嚥下機能障害を起こすものが知られていますが、アルツハイマー型認知症と嚥下障害の関連性については現在のところ明らかではありません）。

　認知症で経口摂取が困難となった場合、代替療法の判断が大きな問題となります。一般的に、**人工的水分・栄養療法（AHN***)をしない場合の生命予後は数日〜2週間程度、末梢輸液・皮下輸液では1〜3か月、経管栄養では月〜年単位とされています。しかし、実は、経管栄養により生存期間や誤嚥性肺炎の発症率を改善するという質の高いエビデンスはありません。

　嚥下障害まできたした重度の認知症においては、胃瘻増設による生存期間、QOLの改善、誤嚥性肺炎の予防効果は見られないとされています＊。なお、胃瘻増設後の生存期間中央値は7.5か月であり、63%は1年以内に、81%は3年以内に死亡しているとの報告もあります＊。

　コクランレビューによると、かえって不穏などのもととなり、抑制をせざるを得ない状況となり、経管栄養に伴う合併症（逆流による誤嚥、消化管トラブルなど）により医療リソースが必要になるとされています＊。

　経口摂取が困難となった際の代替栄養療法については、家族の「何かやってあげたい」「このままでは見殺しにしてしまうのではないか」「少しでも長生きして欲しい」という気持ちがあることを理解し共感することが重要です。有効ではないからといって無下に断るのではなく、まずは思いを汲み取り、今後について話し合う機会を設けるようにしましょう。

　巻末資料にも典型的な経過の例を示しました（➡p.179〜188参照）。

▼アルツハイマー型認知症の症状と臨床経過

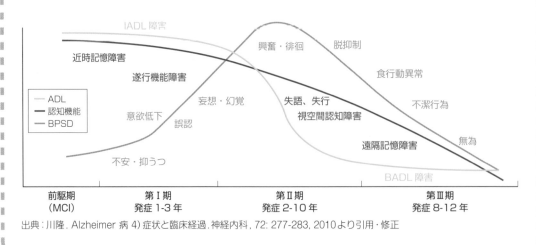

出典：川隆. Alzheimer 病 4) 症状と臨床経過. 神経内科, 72: 277-283, 2010より引用・修正

＊ **AHN**　artificial hydration and nutritionの略。

＊…**とされています**　Alagiakrishnan K, et al: Evaluation and management of oropharyngeal dysphagia in different types of dementia: a systematic review. Arch Gerontol Geriatr: 56 (1), 1-9, 2013

＊…**報告もあります**　Finucane et al: Tube feeding in patients with advanced dementia A review of evidence. JAMA, 282 (14) : 1365-1370, 1999

＊…**とされています**　Milne AC, et al: Protein and energy supplementation in elderly people at risk from malnutrition. Cochrane Database Syst Rev, CD003288, 2009

予後予測ツール

　重度認知症の6か月以内の死亡率の予測ツールとして**MRI**＊があります。合計が12点以上の場合は6か月以内の死亡率は約70％となります。このほかにも、**ADEPT**＊とい予測ツールもあります。

▼MRI (Mortality Risk Index)

Risk Factor From Minimum Data Set	Points	Score
Activities of Daily Living Scare=28°	1.9	
Male Sex	1.9	
Cancer	1.7	
Congestive Heart Failure	1.6	
Oxygen Therapy Needed in Prior 14Days	1.6	
Shortness of Breath	1.5	
<25% of Food Eaten at Most Meals	1.5	
Unstable Medical Condtion	1.5	
Bowel Incontinence	1.5	
Bedfast	1.5	
Age >83y	1.4	
Not Awake Most of the Day	1.4	

If Total Risk Score is...	Risk Estimate of Death Within 6 Months,%
0	8.9
1 or 2	10.8
3,4,or5	23.2
6,7,or8	40.4
9,10,or11	57.0
≧12	70.0

Total Risk Score, Rounded to Nearest Integer
Possible Range, 0-19

出典：Susan L. et al: Estimating Prognosis for Nursing Home Residents With Advanced Dementia. JAMA, 291 (22) : 2734-2740, 2004

終末期のサイン

　前述のとおり、進行した場合には予後数年となりますが、どこからが終末期、という線引きは他の疾患と同様に難しいとされています。しかし、いくつかの基準があります。日本からは、三宅によると表1のような状態を終末期としています。

　また、アルツハイマー型認知症のステージ分類として**FAST**＊があります（表2）。ステージ7c以降がいわゆる終末期像、とされ、さらに「誤嚥性肺炎、腎盂腎炎、敗血症、NPUAP分類におけるステージ3または4の褥瘡の多発、抗菌薬投与後に発熱を繰り返す、6か月で<10％以上の体重減少または血清アルブミン<2.5mg/dL」のいずれかがあれば終末期とされます＊。

＊**MRI**　　　Mortality Risk Indexの略。

＊**ADEPT**　Advanced Dementia Prognostic Toolの略。

＊**FAST**　　Functional Assessment Staging of Alzheimer's Diseaseの略。

＊…**終末期とされます**　Reisberg B, et al: Functional staging of dementia of the Alzheimer type. Ann NY Acad Sci, 435: 481-483, 1984

Robert L, et al: Does This Dementia Patient Meet the Prognosis Eligibility Requirements for Hospice Enrollment? j pain symptom manage, 44 (5) : 750-756, 2012

前述した、予後予測ツールに挙げられている項目や上記の終末期とされる症状を見ていくと、高齢、基礎疾患（がんや心不全）、男性、などの器質的なことを除くと、息切れ、褥瘡、寝たきり、経口摂取不良、便失禁、体重減少、傾眠傾向、感染症の併発（特に繰り返す場合）などが複数見られると終わりの時が近いサインのようです（評価方法によりますが、亡くなる3か月以内にこれらの頻度が増えるとする報告が複数あります＊）。今まで見られなかったこれらの症状が出てきたときにはケアプランを見直すきっかけとし、家族や近しい人たちへの早めの情報提供や医療・介護職での情報共有を心掛けましょう。

▼表1　認知症終末期の基準（三宅）

● 狭義の基準：以下のすべてを満たす
　①認知症である
　②意思疎通の確認が困難か不可能である
　③認知症の原因疾患に伴って嚥下が困難か不可能である
　④前述の①-③の状態が非可逆的である

● 広義の基準：以下のいずれかを認める
　①狭義の終末期の状態である
　②治癒しない認知症であり、認知症の原因疾患によらない身体疾患による終末期の状態である

出典：三宅貴夫, 認知症高齢者の終末期ケアの特徴. JIM, 18 (8)：661-663, 2008

▼表2　FAST (Functional Assessment Staging of Alzheimer's Disease)

ステージ	臨床診断	特徴
1	正常成人	主観的にも客観的にも機能障害なし
2	正常老化	物の置き忘れ、もの忘れの訴えあり。換語困難あり
3	境界領域	職業上の複雑な仕事ができない。熟練を要する仕事において同僚によって機能低下の指摘がある。新しい場所への旅行は困難
4	軽度	パーティーの計画、買い物、金銭管理など日常生活における複雑な仕事ができない
5	中等度	状況に合わせた適切な洋服を選べない。入浴させるために説得が必要なこともある
6a	やや重度	独力では服を正しい順で着られない
6b	重度	入浴に介助を要する、入浴を嫌がる
6c		トイレの水を流し忘れたり、拭き忘れる
6d		尿失禁
6e		便失禁
7a	重度	言語機能の低下（最大約6個に限定）
7b		理解しうる語彙は「はい」など、ただ1つの単語
7c		歩行能力の喪失
7d		座位保持機能の喪失
7e		笑顔の喪失
7f		頭部固定不能、最終的に意識喪失（混迷・昏睡）

＊…複数あります　Black BS, et al. Health problems and correlates of pain in nursing home residents with advanced dementia. Alzheimer Dis Assoc Disord, 20 (4)：283-290, 2006
Koppitz A. et al. Type and course of symptoms demonstrated in the terminal and dying phases by people with dementia in nursing homes. Z Gerontol Geriatr. 48 (2)：176-183, 2015
Mitchell SL. et al. The clinical course of advanced dementia. N Engl J Med. 361 (16)：1529-1538, 2009

認知症ならではの注意点

認知症患者も、他の臓器障害と同様、疼痛や呼吸困難、食欲不振、倦怠感などがあると考えられます。しかし、それをうまく言語化できず、場合によっては行動変化（介護への抵抗、拒否なども含めて）として現れることがあるため、症状緩和という視点では対応に苦慮することがあります。「薬が効いているのか」「今どのような辛さがあるのが」を知るには、バイタルサインや表情・行動から読み取るしかありません。意思疎通が困難な場合は**PAINAD** ＊ が客観的評価ツールとして有用と思われます（PAINADは呼吸、ネガティブな発声、顔の表情、ボディランゲージ、慰めやすさの5つの項目を0〜2点で評価するスケール＊）。

また、本人の意思決定が困難であり、推定意思、代理意思、事前意思などをもとに、代理意思決定者を中心に治療を進めていくことになります。これには想定以上の心身のストレスが掛かるため、本人の尊厳はもちろんのこと、家族への支援やケアが重要です。

繰り返す肺炎や尿路感染、治療抵抗性の感染症に対して、どこまで治療をするか、どこでどのような最期を迎えるのか、状態の落ち着いているときに家族と相談する機会を設けるとよいでしょう。在宅や施設が療養の場になっている場合、救急搬送を含めた医療行為への意思表示を確認しておく必要があります。経過と共に考えが変わることもあります。変更はないかを適宜確認しましょう。高齢者ケアの意思決定プロセスガイドライン（日本老年医学会）や厚生労働省の提示するガイドラインを参考にしながら進めるとよいでしょう。

認知症患者さんのケアでは、言葉での表現が難しいため、バイタルサインや行動を通じて状態を理解することが必要です。また、患者さんの意思決定が困難な場合は、家族と密接にコミュニケーションを取り、患者さんの尊厳を守ることが重要となります。

先輩ナース

＊ **PAINAD**　Pain Assessment in Advanced Dementia の略。
＊ … **スケール**　Warden V, et al: Development and psychometric evaluation on the Pain Assessment in Advanced Dementia (PAINAD) scale. J Am Med Dir Assoc, 4: 9-15, 2003

神経疾患

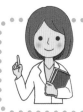

個別性は高いのですが、根本治療が難しく少しずつ進行するため、長期にわたる患者・家族支援が必要です。身体的には呼吸管理と栄養管理が重要です。

神経疾患の特徴

神経疾患、特に神経難病とされるものの代表的なものに、**筋萎縮性側索硬化症（ALS*）**、**多系統萎縮症（MSA*）**、**進行性核上性麻痺（PSP*）**、**脊髄小脳変性症（SCD*）**、**パーキンソン病（PD*）** などがあります。

いずれも根本的治療が難しいこと、進行性であることなどが特徴です。根本治療は難しいものの、治療薬の開発・進歩、呼吸補助・排痰補助機器の進歩、リハビリテーションやケアの早期かつ適切な介入などにより生命予後自体は伸びています。また、コミュニケーションやケアへのITの介入などに伴い、QOLも改善してきています。神経難病は進行に伴い様々な医療的ケアや社会的ケアが必要になりますが、経過は個別性が高く、いつからどのようなケアをするのがよいかという正解がなく、状況に応じて適宜柔軟な対応を行う必要があります。また、ADL低下が持続・進行した末に死期が近づくため、患者や家族には長期にわたって支援が必要となります。ここでは代表的なALSについて見ていきます。

一般的なALSのライフコース

ALSは運動神経系が障害される疾患で、全身の筋肉が萎縮し四肢の筋力低下、呼吸筋障害、嚥下障害、構音障害などを呈します。様々な障害が出ますが、①眼球運動障害、②感覚障害、③膀胱直腸障害、④褥瘡の4つが見られないことが有名です（**四大陰性徴候**と呼ばれます）。根本治療については残念ながら確立されていませんが、いくつかの治験が進行中です。現時点の保険適応薬はエダラボンとリルゾールで、進行抑制効果が期待されています。発症から診断が確定するまで約1年を要し、発症から数年で寝たきり状態となることが一般的経過ですが、中には様々な医療支援を受けながら10年以上にわたり維持するケースもあります。

＊ **ALS**　Amyotrophic Lateral Sclerosisの略。
＊ **MSA**　Multiple System Atrophyの略。
＊ **PSP**　Progressive Supranuclear Palsyの略。
＊ **SCD**　Spinocerebellar Degenerationの略。
＊ **PD**　Parkinson's Diseaseの略。

呼吸筋障害による呼吸不全が必発し排痰も上手くいかないことが多いため、最終的な死因として呼吸器感染症が圧倒的に多くなります。また、人工呼吸器を装着するかどうかでも予後は大きく変わります。人工呼吸器の使用を選択しない場合の予後は3〜4年ほどとされています＊。ALS患者の人工呼吸器装着の選択には残存身体機能、年齢、併存疾患、介護力、経済的問題、死生観など複合的な要因が関係するため、単純に生命予後だけで結論は出せません。諸外国と比較すると、日本では、小型従量式人工呼吸器の普及、人工呼吸器装着に対する自己負担金の軽減、介護保険導入、様々な社会的支援の発展などから、人工呼吸器を選択する割合は29%と高いことが知られています＊。

 ## 予後予測ツール

今までのところ予後予測ツールは確立されていません。個人差が大きいため平均的な予後が当てはまらないこともあり、また突然死や窒息・誤嚥などによる急変もありますが、一般的な経過と比較し、年単位、月単位、週単位での予後に関して患者への説明は必要と思われます。

予後不良を示唆する因子には球麻痺、呼吸障害、高齢発症、低栄養（BMI 18.5未満または診断時に体重が5%以上減少していること）、症状の進行が速いこと、が挙げられています＊。特に球麻痺と低栄養については重要とされています。

病状評価には共通の臨床評価基準として**ALS機能評価スケール改訂版（ALSFRS-R＊）**があります。ALSFRS-Rは12項目（①会話、②唾液分泌、③嚥下、④書字、⑤摂食動作、⑥階段、⑦歩行、⑧更衣、⑨症状動作、⑩呼吸困難、⑪起座呼吸、⑫呼吸不全）をそれぞれスコア化した合計48点満点での評価で、点数が低いほど重症度が高いとされます＊。

他には**機能的自立度評価法（FIM＊）**、四肢症状尺度および球症状尺度（**Modified Norris Scale**）、前頭前野機能をみる**FAB＊**、気管切開下陽圧換気導入後のALSにおける意思伝達能力障害stage分類などがALS治療ガイドラインには紹介されています（ALSは進行に伴って前頭側頭型認知症のような行動異常・意欲低下・言語機能低下といった症状を呈することが知られています）。

＊…ほどとされています　木村文治,他:筋萎縮性側索硬化症 100 例の変遷.臨床 神経 43 : 385—391, 2003

＊…知られています　Atsuta N, et al: Research Committee on the Neurodegenerative Diseases of Japan. Age at onset influences on wide-ranged clinical features of sporadic amyotrophic lateral sclerosis. J Neurol Sci, 276: 163-169, 2009

＊…挙げられています　Marin B, et al: Alteration of nutritional status at diagnosis is a prognostic factor for survival of amyotrophic lateral sclerosis patients. J Neurol Neurosurg Psychiatry, 82: 628-634, 2011
Paganoni S, et al: Body mass index, not dyslipidemia, is an independent predictor of survival in amyotrophic lateral sclerosis. Muscle Nerve, 444: 20-24, 2011
Desport JC, et al: Nutritional status is a prognostic factor for survival in ALS patients. Neurology, 53: 1059-1063, 1999

＊ **ALSFRS-R**　ALS Functional Rating Scale-Revisedの略。

＊…高いとされます　Cedarbaum JM, et al: The ALSFRS-R: a revised ALS functional rating scale that incorporates assessments of respiratory function. BDNF ALS Study Group (Phase III). J Neurol Sci 169: 13—21, 1999

＊ **FIM**　Functional Independence Measureの略。

＊ **FAB**　Frontal Assessment Batteryの略。

終末期のサイン

これらの予後予測ツールを用いても、やはり、「ここから終末期」という明確な線引きは難しいです。しかし、進行に伴い呼吸障害と嚥下障害の問題が大きくなるため、これらへの対応が必要になってきた時が終末期の一つの目安といえるかもしれません。

● 呼吸補助

呼吸補助の導入においては、客観的評価として「FVC（％予測努力性肺活量）が50％以下」が一つの目安となります。それ以外にも、PCO$_2$の貯留、朝の目覚めが悪い・易疲労感・睡眠障害・日常動作における息切れや呼吸困難感といった自覚症状がある場合も考慮します。**NAMDRC**＊では、マスクによる補助呼吸（非侵襲的人工呼吸療法〔**NIPPV**＊〕）の施行基準として①PaCO$_2$が45mmHg以上、②睡眠中の血中酸素飽和度88％以下が5分以上持続、③％FVCが50％以下または最大吸気圧60mmH$_2$O以下、のうち1つ以上が満たされた場合に考慮するとしています（ALSに限った適応ではありません）。

● 呼吸障害の補助

呼吸障害の補助においては、NIPPVと**人工呼吸療法（TIPPV**＊）の選択があります。それ以外にも、それらを含めて一切の呼吸補助をしないという選択もあります。また、気管切開術や気管食道分離術などもあり、導入にあたっては本人や家族を含め、医療チームでの話し合いを繰り返す必要があります。特にTIPPVにおいては、現在の日本では一度装着すると抜管基準を満たせない限り外すことができず、ALSのように進行性の疾患の場合は最後まで装着し続けることになります。その点を含めて話し合い、合意することが必要です。

● 嚥下障害の補助

嚥下障害の補助には、経鼻経管栄養、胃瘻などの併用、中心静脈栄養などがあります。もちろん経口摂取のみという選択をとる場合もあるかもしれません。長期管理の面からは胃瘻の選択が多くなります。胃瘻造設を選択する場合、あまりに進行した状況では胃瘻造設後に呼吸不全が悪化することがあり（特にPaCO$_2$が高い場合や％FVCが低い例は注意が必要とされます）、事前の十分な説明と同意が必要です。胃瘻造設による生存期間延長についてはまだ不明なことも多く、また、どの時期に行うのが予後改善によいかということも示されていません。実際には水分や固形物の嚥下が難しくなってきた場合や嚥下造影検査にて誤嚥を認める場合等に話し合いが進められますが、前述のとおり、胃瘻造設後に呼吸状態が悪化する場合があるため、「％FVCが50％以上」やPaCO$_2$が貯留する前が安全性は高いとされます。また、体重減少（病前体重の10％以上の減少ないしはbody mass index<18.5 kg/m^2）を認める場合も導入を進める基準となります。

＊ NAMDRC　National Association for Medical Direction of Respiratory Careの略。
＊ NIPPV　Non-Invasive Positive Pressure Ventilationの略。
＊ TIPPV　Tracheal Intermittent Positive Pressure Ventilationの略。

ケアのポイント

ALSを含めた神経難病患者共通のケアポイントは呼吸管理・栄養管理とコミュニケーションとされます（呼吸管理・栄養管理については前述、➡p.70、92参照）。コミュニケーションについては、QOLに最も深く関わる部分であり、様々な機械的なサポートを早期から導入することが勧められています。

コミュニケーションツールには文字盤やホワイトボード、パソコンなどを使用するものから、重度障害者用意思伝達装置まで様々なものがあります（製品化されているものに『伝の心』『心語り』『新心語り』などがあります）。わずかな目の動きや脳血流量などから本人の言葉や意思を読み取る装置ですが、費用や技術サポートが必要などのハードルがあり、すべての患者に分け隔てなく普及するという点ではさらなる支援体制の充実が望まれます。

一般的な身体症状としては、筋けいれん・痙縮、痛み、呼吸困難、痰や流涎へのケアが必要となることが多いです。筋けいれんや痙縮は上位運動ニューロン障害が強い場合に起こりやすいとされており、進行に従って頻度は低下しますが、症状が強い場合は理学療法、薬物療法（バクロフェンやダントロレンなどの筋弛緩薬、芍薬甘草湯、カルバマゼピンやジアゼパムなどの抗痙攣薬など）を考慮します。

痛みについては、筋けいれんなども原因となりますが、関節拘縮や不動といった廃用に伴う痛みも出てきます。それ以外にもトータルペインとしての痛みになることもあり、包括的に対応します。理学療法やマッサージ、アロマテラピーなどに加え、アセトアミノフェンやNSAIDs、SSRI、SNRI、抗不安薬なども必要に応じて使用します。

流涎や痰については内服（三環系抗うつ薬や抗コリン薬）なども考慮されますが副作用もあるため、適宜吸引や唾液専用低圧持続吸引機などによる持続吸引も検討します。

呼吸困難については、呼吸補助法とモルヒネの選択肢があります。呼吸補助法については前述のとおりです。ALSの緩和ケアにおけるモルヒネの使用は諸外国ではスタンダードとされていますし、日本でも日本神経学会監修『筋萎縮性側索硬化症ガイドライン2013（南江堂）』にモルヒネ導入基準が記載されています。それによると「**ALSの進行期であり、呼吸筋障害のために呼吸苦を生じている状態、または、NSAIDsなどの既存の治療では十分な緩和が得られない苦痛に対して用いる。それぞれの症状が感染症など二次的に生じている場合は原因となる疾患の治療を優先する。モルヒネの使用に関しては副作用について十分な説明を行い、本人及び家族の同意を得て使用する**」となっています。

なお、モルヒネについては、2011年に社会保険診療報酬支払基金より、「原則として「モルヒネ塩酸塩【内服薬】・【注射薬】・【外用薬】」を「筋萎縮性側索硬化症（ALS）」「筋ジストロフィーの呼吸困難時の除痛」に対して処方した場合、当該使用事例を審査上認める」とされました。

神経疾患ならではの注意点

神経難病の多くは発症から診断までに時間がかかるケースが多く見られます。また、診断しても進行を止めたり完治したりすることが難しく、身体機能障害が進行した末に終末期を迎えます。したがって、診断した時点から様々な緩和ケアの導入が必要とされており、多職種におけるサポートがQOLの維持に重要とされています。

今後の検討課題として、呼吸補助法の問題（法的な整備を含め）、緩和ケアや予後を改善するための医療支援の導入基準（代替経口療法についてなど）の検討が必要です。また、患者や家族が最後まで安心して生活できるよう人的・経済的支援の拡充や家族支援としてのレスパイト入院の推進も必要と考えられます。

肝疾患

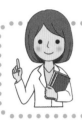

終末期には様々な身体症状が出現し苦痛も多くみられるため、薬物・非薬物療法を組み合わせて対応します。また、抑うつや不安などの精神的症状も出現しやすいため、専門職種を含めた多職種での介入を行いましょう。

一般的なクリニカルコースと分類

肝疾患の終末期は肝不全といわれます。明確な分類はありませんが、急性（劇症）、亜急性（亜劇症）、慢性があります。肝疾患の慢性期は**肝硬変**という終末像を呈することがほとんどであるため、この章では肝硬変について説明します。肝硬変とは、『日本消化器病学会・日本肝臓学会肝硬変診療ガイドライン2020（改訂第3版）』によると「**肝臓全体に再生結節が形成され、再生結節を線維性隔壁が取り囲む病変**」と定義されています。原因としては慢性ウイルス性肝炎、アルコール性肝疾患、自己免疫性肝疾患、非アルコール性脂肪性肝疾患（**NAFLD**＊）/非アルコール性脂肪肝炎（**NASH**＊）などがあります。現在のところは慢性ウイルス性肝炎による肝硬変が多いですが、治療の進歩により今後はアルコール性やNAFLD/NASHの比率が高くなることが予想されています。

肝機能が保たれ臨床症状がほとんどない代償性肝硬変と、肝性脳症・黄疸・腹水・浮腫・出血傾向など肝不全に起因する症状が出現する非代償性肝硬変に分類されます。症状がなくても肝不全が進行していることがあるので注意が必要です。またわが国ではウイルス性肝炎の中ではC型肝炎が多いとされます。

巻末資料にも典型的な経過の例を示しました（➡ p.179〜188参照）。

▼肝硬変の機械的分類

1）代償性肝硬変 ・肝機能がよく保たれており、臨床症状はほとんどない。 ・肝脾腫、クモ状血管腫、手掌紅斑、食道静脈瘤などが存在していても、無症候性の場合は代償性とする。
2）非代償性肝硬変 ・肝性脳症、黄疸、腹水、浮腫、出血傾向など、肝不全に起因する症状が出現する。 ・治療を行わない状態で分類し、治療後に無症候性となった症例も非代償性とする。 ・現在あるいは以前に非代償性肝硬変であることを次のいずれかの基準で判定する。 　Child-Pugh score 7点（分類B）以上 　「非代償性肝硬変の対象医療行為」＊の治療歴を現在あるいは以前に有する。

※腹腔穿刺、胸水、腹水濾過濃縮再静注法、内視鏡的食道・胃静脈瘤結紮術などの肝不全および肝硬変合併症に対する治療（腹水・肝性脳症・低栄養に対する内服薬治療などを含むものとする）
出典：日本消化器病学会・日本肝臓学会　肝硬変診療ガイドライン2020（改訂第3版）

＊ **NAFLD**　Non-Alcoholic Fatty Liver Diseaseの略。
＊ **NASH**　Non-Alcoholic Steatohepatitisの略。

予後予測ツール

　肝硬変の予後予測ツールとしては、**CP＊分類**、**MELD＊スコア**が有名です。MELDスコアは非代償性肝硬変患者の短期予後予測に有用とされています。米国では2016年以降は血清ナトリウム値を組み込んだ**MELD-Na**が主流です。CP分類は代償性/非代償性肝硬変患者いずれにも有用とされています。

　CP分類では肝性脳症、腹水、血清ビリルビン値、血清アルブミン値、プロトロンビン活性により点数化していきます。MELDスコアは血清クレアチニン値、総ビリルビン値、プロトロンビン時間国際標準比（PT-INR）を用いたlog対数により計算します（インターネットで公開されている計算ツールがあります）。

　それぞれ、生存率は下表のように報告されています。なお、MELDスコア>40以上の場合、3か月後の患者死亡率は71.3%とかなり予後は悪くなっています。また、これらの数値以外に、予後に絡む臨床的因子は腎障害、感染症、低ナトリウム血症があげられます。

▼CP分類とMELDスコアによる生存率

		6か月生存率	12か月生存率	24か月生存率
CP分類	A（5〜6点）		95%	90%
	B（7〜9点）		80%	70%
	C（10〜15点）		45%	38%
MELDスコア	10-19	92%	86%	80%
	20-29	78%	71%	66%
	30-39	40%	37%	33%

出典：Pugh RN, et al: Transection of the oesophagus for bleeding oesophageal varices. Br J Surg, 60 (8)；646-649, 1973.
　　　Weisner R, et al: Model for end-stage liver disease (MELD) and allocation of donor livers. Gastroenterogy, 124 (1)；91-96, 2003.

▼CP分類

評点	1点	2点	3点
肝性脳症	なし	軽度（Ⅰ・Ⅱ）	昏睡（Ⅲ以上）
腹水	なし	軽度	中度量以上
血清ビリルビン値 (mg/dL)＊	2.0未満	2.0〜3.0	3.0超
血清アルブミン値 (g/dL)	3.5超	2.8〜3.5	2.8未満
プロトロンビン時間活性値 (%)	70超	40〜70	40未満
国際標準比 (INR)＊＊	1.7未満	1.7〜2.3	2.3超

＊　 ：血清ビリルビン値は、胆汁うっ滞(PBC)の場合は、4.0mg/dL未満を1点とし、10.0mg/dL以上を3点とする。
＊＊：INR：international normalized ratio

各項目のポイントを加算し、その合計点で分類する

classA	5〜6点
classB	7〜9点
class	10〜15点

出典：Pugh RN et al. Br J Surg 1973: 60: 646-649を参考に作成

＊ **CP**　　　Child-Pughの略。
＊ **MELD**　　Model for End-Stage Liver Diseaseの略。

サルコペニア

また、肝硬変患者において**サルコペニア**（骨格筋量および筋力または身体機能が低下した状態）が病態や予後に関わるとされ、評価することが望ましいとされています＊。日本肝臓学会からは判定基準が提案されています。

▼日本肝臓学会が提唱するサルコペニアの判定基準（第2版）

	JSH	
CT	男性：42 cm²/m²	女性：38 cm²/m²
BIA＊	男性：7.0 kg/m²	女性：5.7kg/m²
握力	男性：＜28 kg	女性：＜18kg

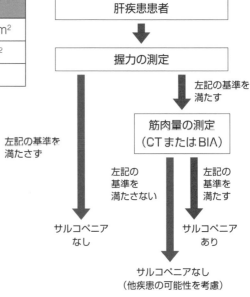

左上記のカットオフ値は、今後の検討により変更がありうる。

出典：一般社団法人日本肝臓学会, 肝疾患におけるサルコペニア判定基準（第2版）（https://www.jsh.or.jp/lib/files/medical/guidelines/jsh_guidlines/sarcopenia_criterion_v2.pdf）

終末期のサイン

　CP分類にもあるように、肝性脳症や腹水の存在は予後が悪く、一般的には腹水出現後の生存期間の中央値は2年、難治性腹水では6か月程度とされています。重症・再発を繰り返す肝性脳症の生存期間の中央値は12か月程度です。特発性細菌性腹膜炎を発症した場合、30日以内の死亡率は30％、1年以内の死亡率は60％程度です。これらの症状が見られる場合（これらがきっかけに入院した場合）や、CP分類CまたはMELDスコア＞30では1年生存率が50％を下回るため（➡p.173参照）、ACPの導入や見直しの機会にしましょう。

＊…**されています**　Nishikawa H, et al: Japan Society of Hepatology for sarcopenia in liver disease (1st edition)：Recommendation from the working group for creation of sarcopenia assessment criteria. Hepatol Res, 46 (10)：951-963,2016
＊ **BIA**　生体電気インピーダンス法。

ケアのポイント

肝疾患では倦怠感、疼痛、浮腫・腹水、肝性脳症、皮膚掻痒感、皮膚乾燥、筋けいれんなどが見られます。また血小板低下による出血傾向、胃食道静脈瘤などからの出血を繰り返す場合もあり、急激な状態悪化に注意が必要です。内視鏡的な治療を要する場合もあり、専門医との連携が必要です。

非薬物療法としては栄養療法が重要で、特に夜間の低エネルギー状態を避けることが栄養状態の改善につながる可能性があり、欧州のガイドラインなどで推奨されています。就寝前に約200kcalの分岐鎖アミノ酸（BCAA）を含む炭水化物（アミノレバン®やリーバクト®など）の投与が一般的です。耐糖能障害を合併することもあるためカロリー過多に注意しましょう。

疼痛に対する投薬については、アセトアミノフェンは肝代謝型であるため減量します（日本の常用量では問題にならないかもしれません）。一方、NSAIDsはプロスタグランジン阻害による急性腎不全のリスクと消化管出血を助長する可能性があるため避けた方がよいとされています。肝性脳症がある場合はモルヒネを含むオピオイド使用を避け、低用量・低頻度で慎重に投与します。

浮腫や腹水はレニン・アンギオテンシン・アルドステロン系が関与しているため、理論上は抗アルドステロン薬が有効ですが、ループ利尿薬、トルバプタンなどを併用することも多いです。進行すると薬剤には反応しない腹水の場合もあり、穿刺による直接的な排液、シャントや腹水濾過濃縮再灌流療法（CART）など専門的加療も検討します。難治性腹水の場合は排液後にすぐに貯まることが多く、ADLやQOLの低下につながります。肝性脳症では食事内容や便秘により悪化するため（タンパク質が腸内細菌によって代謝される過程で生じるアンモニアにより血中アンモニア濃度が上昇するため）、排便コントロールが重要です。排便コントロールには一般的に糖類下剤（ラクツロース）が用いられます。胆汁うっ滞による皮膚掻痒については根治治療が難しいのですが、皮膚の保湿や清潔、低めの室温や加湿、刺激や香料の強い石鹸や洗剤を避ける、入浴温度を下げる、などによる軽減が期待できます。

掻痒感による睡眠障害の場合は薬物治療を検討します。うつや不安などの精神症状へのケアも重要です。肝硬変患者は、他の臓器障害の終末期と比較して抑うつや不安障害を抱えることが多いとされ、約半数に抑うつを、1/4に不安症状を認めるといわれています[*]。抑うつのスクリーニング（➡身体症状の章、➡p.81参照）を行い、専門的な介入が望ましい場合は速やかにつないでいきましょう。

肝疾患ならではの注意点

肝硬変の終末期で、肝性脳症や食道静脈瘤の合併例は急激に状態が悪化することがあります。肝性脳症では意識や認知機能に影響するため意思決定支援が難しくなります。症状が安定しているときに治療へのゴール、ACPを行うよう努めます。

肝疾患に対する偏見などで家族や本人の精神的・社会的苦痛を伴う場合もあり、症状だけではなく、トータルケアの視点での本人・家族へのサポートが重要です。肝疾患は比較的若い年齢の段階で慢性化することもあり、そのような患者では経済的不安を抱える場合や社会的サポートに乏しい場合もあります。困っていることがないかを尋ね、MSWや地域包括支援センター、自治体の肝疾患相談・支援センターや肝炎情報センターなどへの橋渡しを行い、安心して過ごせるよう配慮しましょう（条件を満たした場合は身体障害者手帳の交付や医療費助成、給付金制度などが受けられます）。

＊…いわれています　Nardelli S, et al: Depression, anxiety and alexithymia symptoms are major determinants of health-related quality of life (HRQoL) in cirrhotic patients. Metab Brain Dis, 28: 239-243, 2013

5

疾患別のケア

175

老衰

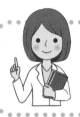

老衰と診断するには、そこに至るまでの過程が重要です。緩徐な状態低下があり、他に致死的な診断がないことが前提ですが、過度な精査にならないよう注意しましょう。

一般的なクリニカルコース

　加齢に伴う身体機能の徐々な低下と活動性の減少、そして最終的に寝たきりとなり食事量が減少し眠るように亡くなる、というのが老衰の一般的なイメージです。医学的に老衰は「多臓器不全による恒常性の維持、生命の維持ができなくなった状態」と表現されます。我が国では老衰が死因として上昇傾向にあり、年齢と共に割合が増えることが人口動態調査＊で明らかです。

　しかし、老衰の診断は医学的に不明確で、医師による判断が求められます。実際、多くの医師が老衰死の診断に難しさや不安を感じています＊。診断のジレンマとして、**過度な精査**と**過少な評価**のバランスが難しいです。例えば、食事摂取困難があると、過剰な検査を行うケースや、単に「高齢だから」として治療可能な病態を見逃すケース

があります。老衰の診断において重要なのは、「本人・家族・医療介護スタッフとの共通理解と納得」です。在宅医療を行う医師へのインタビュー調査によると、「**年齢的な目安（80〜85歳以上）を持ちながら、患者との継続的なかかわりの中で、緩徐な状態低下をきたしており、他に致死的な診断がついていない患者**」が老衰患者像のようです＊。

　精査の程度は難しい問題ですが、家族や多職種の医療・介護チームと相談し、可能な対応とその結果を考慮して判断します。口腔内の問題、薬の副作用、便秘、血液検査の異常、食事形態や摂食時のポジショニングなどを確認することが多いようです＊。

　巻末資料にも典型的な経過の例を示しました（➡p.179〜188参照）。

＊**人口動態調査**　上巻 5-17 死因順位別にみた性・年齢（5歳階級）別死亡数・死亡率（人口10万対）及び割合（人口動態調査、2022年）

＊…**不安を感じています**　「老衰死　大切な身内の穏やかな最後のために」（NHKスペシャル取材班／著）、講談社、2016

＊…**老衰患者像のようです**　今永光彦. 在宅医療において、医師が死因として「老衰」と診断する思考過程に関する探索. 公益財団法人 在宅医療助成. 勇美記念財団による研究助成完了報告書、2014.9.1

＊**多いようです**　今永光彦ら：在宅医療における死因としての老衰の診断に関する調査. 日本プライマリケア連合学会誌、41（4）：169-175, 2018

終末期のサイン

老衰による死に至る過程では、一般的には「**フレイル**」の段階を経て、「**failure to thrive**」という状態に至ると考えられています。

簡単に説明すると、軽度なストレス（いわゆる風邪などといった身体的なストレスも含め）で健康状態が変化し、緩徐に身体機能が低下、社会的支援が必要となり、最終的には不可逆な状態となり死に至るということになります。

フレイルとは、加齢と共に様々な臓器や生理システムの機能が低下し、軽度のストレスでも健康状態が著しく悪化し、急性期を脱してももとの身体機能への回復が困難な状態とされます（➡ p.120参照）。早期の段階では適切な介入により可逆性であり進行が抑制されるといわれます。

フレイルが進行すると、非可逆性、いわゆる「failure to thrive」に至るとされます。「failure to thrive」は、もともとは小児の成長障害を表す言葉でしたが、高齢者においてもその脆弱性が問題となることを踏まえて使われるようになりました。まだ耳慣れない言葉かもしれませんが、米国医学研究所によると「**従来比5％以上の体重減少、食欲低下、低栄養、活動性低下を伴う症候群で、しばしば脱水、うつ症状、免疫力低下、コレステロール低下が見られる**」とされています＊。大蔵は「**栄養状態や認知機能、精神状態、日常生活機能が何らかの原因で低下することにより他人や社会への依存状態が高まり、それまでの環境や社会サポート量では thrive（生存）できなくなった虚弱進行状態**」としています＊。これらの状態を適切に評価し、適宜介入する要素やサポートの見直しをしていく必要があります。

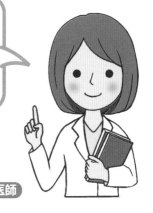

老衰の人を対象とした予後予測ツールはありませんが（そもそも老衰の定義自体がありませんので）、場合によっては認知症患者さんの予後予測ツールなどを参考にしてもよいかもしれません。

医師

＊…とされています 「Extending Life, Enhancing Life: A National Research Agenda on Aging」(Institute of Medicine (US) Committee on a National Research Agenda on Aging) , National Academies Press, 1991
＊…としています 大蔵 暢. 高齢者を包括的に診る: 老年医学のエッセンスその1. 病気としての老衰- Failure to thrive. 医学会新聞, 第2912号 (2011年1月17日)

ケアのポイント

　一般的に認知機能が比較的保たれている場合も、そうでない場合も、緩やかな経緯で亡くなる場合は老衰死とされることがあります。多くは経口摂取低下が見られますので、前述（認知症の章、➡ p.163参照）したとおり、代替療法をどうするかという問題が生じます。本人・家族・医療介護者で十分に話し合い、納得のいく結論に至れるよう支援します。また、「十分に長く生きたから死んでもいい」ということはありません。どのような場合でも死別の悲しみは確かに存在します。家族や本人のこれまでの生の軌跡をたどり、最後まで

その人らしく穏やかに過ごせるようケアをします。日常生活のケア、症状があればそれに対するケアは他の疾患同様に行いましょう。

　また、医者だけでなく、看護職においても老衰による死が近づいている患者に対して「治療をしないことへの葛藤」を抱えていることが報告されています＊。診断やケアへの曖昧さがある場合においては正当な葛藤であるとされ、このような葛藤は同僚や多職種との共有・共感が重要です。ディスカッションの場を設けるなどして自身の感情の整理やセルフケアができるよう心掛けましょう。

老衰ならではの注意点

　前述したとおり、患者や家族と継続的なか関わりを持ち、長い経過の中で良好な関係が築かれていることが理想です。「何十年も見てくれていたかかりつけ医」のような存在が理想ですが、必ずしも長い時間関われないこともあるでしょう。したがって、家族や患者とコミュニケーションを重ね、価値観を共有することが重要です。どこまで精査し、どこまで治療するのか、これからどのような過程を経るのか、これらのことをよく話し合い、全員が納得して初めて穏やかな老衰死になるのです。

　一般市民を対象としたインターネットによるアンケート調査では70％以上が「死因として妥当である」と考え、80％以上が「老衰は安らかな死である」と感じており、「十分な医療が受けられなかった」と感じている人は7％程度であることが報告されています＊。これらのことからも、老衰というのは安楽・安全な日々の延長にあるのかもしれません。「これでよかった」と皆が思えるような終わりの時のため、気持ちに応えることができるような日々を心掛けましょう。

＊…いることが報告されています　樋田小百合, 他：老衰により死が近づいている高齢患者の治療選択に対する看護職の認識. 教育医学, 65 (3)：202-210, 2020
＊…あることが報告されています　今永光彦, 他：一般市民への老衰死に関するインターネット調査. 日本在宅医療連合学会誌, 2 (2)：19-26, 2021

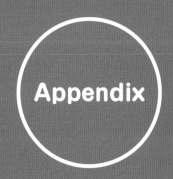

Appendix

資料

終末期といっても、多様な経過をたどります。

ここでは、疾患ごとに終末期の典型的な経過を例として紹介します。

それぞれの経過と、各段階でのケアの焦点を明確にすることで、

有用な資料となるように心掛けました。

この情報が皆さんの役に立つことを願っています。

終末期における経過の一例：悪性疾患

	初期治療〜初期治療後	安定期	転移・再発・進行期	臨死期

臨床経過

ケアの開始　　初期治療後　　　安定期　　　　転移・再発・進行　　　　臨死期　死別期

身体機能

↑初期治療前に低下し、治療後に改善する

↑安定期にはわずかに右肩上がりの時もある

↑ずっと低下していく

↓最期の1か月で急低下

時間

意思決定支援	□ACP導入 □治療選択	□ACP見直し □治療選択	□ACP見直し □療養の場の確認 □治療選択	□ACP見直し □療養の場の確認 □治療選択（鎮静）

診療補助（身体的・精神的症状のケア）

（全過程共通）

□経時的な自覚症状の評価（Palliative Performance Scale、エドモントン症状評価システム、痛みの評価（NRS、VAS、FPS、VRS）、必要に応じて呼吸状態の評価など）
□重症度分類・ステージ分類（疾患ごとのステージ分類）
□予後予測（PaPスコア、PPI、PiPS-A/B）

□**OP** *（観察計画）
全身状態、検査データ（採血、各種画像検査、特殊検査）、自覚症状（特に疼痛、倦怠感、消化器症状、呼吸器症状）、合併症の徴候、悪液質の徴候
不安や精神状態およびせん妄の評価、生活環境、社会的状況
□**TP** *（看護実践計画）
疼痛コントロール（薬物療法・非薬物療法）、呼吸困難への援助、経口摂取の工夫、倦怠感への対応、室内環境調整（換気・湿度・温度）、
排便コントロール、精神的苦痛の軽減、スピリチュアルなケア、せん妄への対処
□**EP** *（教育・指導・情報提供計画）
日常生活指導（感染予防、活動の維持、生活動作指導）、栄養指導（必要エネルギーや水分量の指導）
運動・呼吸リハビリテーション、服薬管理・服薬指導

（ステージごと）

	□疾患についての教育 □治療と並行した緩和ケアへの教育、案内 □診断・治療の受け入れ	□病状の増悪予防に対する教育 □治療と並行した緩和ケアへの教育、案内	□急性増悪の評価 □再発・転移の評価、ステージの見直し □緩和ケアの比重の変化	□終末期のアセスメント（➡p.130） □臨死期のアセスメント（➡p.135）
多職種連携	□通所ケア・通所サービスの検討 □がんリハビリテーション	□通所ケア・通所サービスの検討 □訪問サービスの検討	□訪問医療（訪問診療・訪問看護・訪問リハビリテーション・訪問薬剤管理）の検討	□終末期に関わる医療・介護連携
家族ケア	□疾患についての教育 □受容に至る精神的ケア □緩和ケアについての教育 □家族内の役割の変化への支援	□病状の進行予防・増悪予防に対する教育、支援	□全人的苦痛への対処 □介護ストレスへの支援	□看取りに対するケア
社会的配慮	□介護認定の申請 □社会復帰支援、就業への配慮	□介護再申請	□介護再申請	□介護再申請 □終末期療養の場に応じた必要な社会資源の確保

* **OP** 　Observation Planの略。
* **TP** 　Treatment Planの略。
* **EP** 　Educational Planの略。

終末期における経過の一例：心不全

AHA ステージ 分類	ステージA	ステージB	ステージC	ステージD
臨床経過	ケアの開始　安定期 身体機能 ↓安定と悪化を繰り返しながら少しずつ低下 臨死期　死別期 時間			
意思決定支援	□ACP導入	□ACP見直し	□ACP見直し □療養の場の確認 □治療選択 (HOT) □治療選択 (NPPV) □治療選択 (人工呼吸器管理) □心補助装置 (植え込み型デバイス)	□ACP見直し □療養の場の確認 □治療選択 (人工呼吸器管理、セルヒネ) □心補助装置 (植え込み型デバイス)
診療補助 (身体的・精神的症状のケア)	(全過程共通) □経時的な自覚症状の評価 (NYHA分類など) □重症度分類・ステージ分類 (AHAステージ分類、左室収縮能による分類、NYHA分類、Forrester分類、Nohria-Stevenson分類、Killip分類、CS分類　など) □予後予測 (Seattle Heart failure Model、Heart failure Risk Calculatorなど) □OP (観察計画) 　呼吸状態、全身状態、検査データ (採血、胸部画像検査、心臓超音波検査、血液ガス分析、カテーテル検査　など)、自覚症状、胸部症状、虚血症状、左心不全/右心不全の徴候 　併存疾患の評価・管理、モニター・持続点滴などへの管理、不安や精神状態、生活環境、社会的状況 □TP (看護実践計画) 　呼吸困難への援助 (心身の安静、体位の工夫、環境調整)、酸素療法、薬物補液療法の確実な施行 　体液管理、適切な塩分・水分管理、二次感染の予防、血栓塞栓症の予防、排便コントロール、不安の軽減 □EP (教育・指導・情報提供計画) 　日常生活指導 (感染予防、出来る範囲の活動維持、体重管理)、栄養指導 (必要エネルギーや塩分量の指導)、生活制限 (残された心予備能内での生活指導)、心負荷予防 (排便コントロール、室温管理) 　心臓リハビリテーション、薬物療法・酸素療法の必要性の説明、服薬管理・服薬指導、植え込み型デバイスの管理 (ステージごと)			
	□疾患についての教育	□病状の進行予防・増悪予防に対する教育	□急性増悪の評価 □緩和ケアの導入検討	□終末期のアセスメント (➡p.137) □臨死期のアセスメント (➡p.141)
多職種連携	□通所ケア・通所サービスの検討	□通所ケア・通所サービスの検討 □訪問サービスの検討	□訪問医療 (訪問診療・訪問看護・訪問リハビリテーション・訪問服薬指導) の検討	□終末期に関わる医療・介護連携
家族ケア	□疾患についての教育	□病状の進行予防・増悪予防に対する教育、支援	□HOT・植え込み型デバイス導入支援 □全人的苦痛への対処 □介護ストレスへの支援	□看取りに対するケア
社会的配慮	□ (疾患に応じ) 難病申請 □介護認定の申請	□介護再申請	□介護再申請 □植え込み型デバイス導入後の生活支援	□介護再申請 □終末期療養の場に応じた必要な社会資源の確保

終末期における経過の一例：COPD

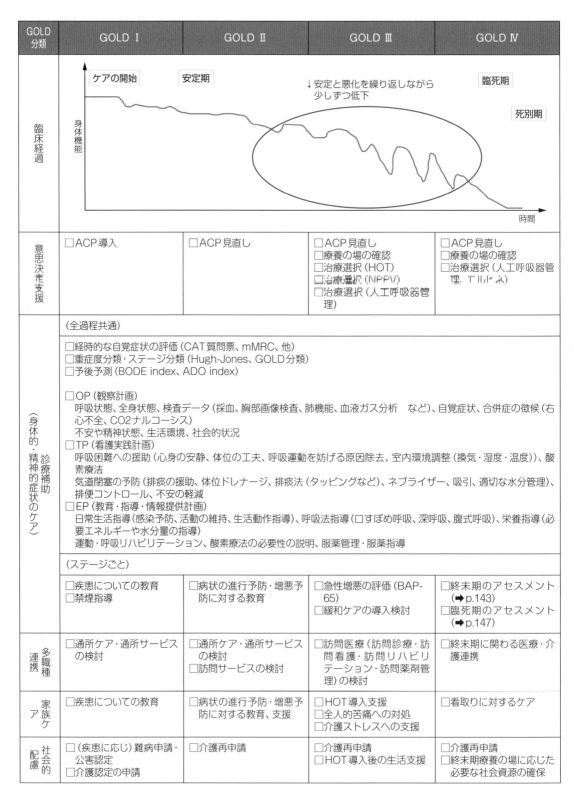

GOLD分類	GOLD I	GOLD II	GOLD III	GOLD IV
臨床経過				
意思決定支援	□ACP導入	□ACP見直し	□ACP見直し □療養の場の確認 □治療選択（HOT） □治療選択（NPPV） □治療選択（人工呼吸器管理）	□ACP見直し □療養の場の確認 □治療選択（人工呼吸器管理、工ルバふ）

（身体的・精神的症状のケア）診療補助	（全過程共通）
	□経時的な自覚症状の評価（CAT質問票、mMRC、他） □重症度分類・ステージ分類（Hugh-Jones、GOLD分類） □予後予測（BODE index、ADO index） □OP（観察計画） 呼吸状態、全身状態、検査データ（採血、胸部画像検査、肺機能、血液ガス分析　など）、自覚症状、合併症の徴候（右心不全、CO_2ナルコーシス） 不安や精神状態、生活環境、社会的状況 □TP（看護実践計画） 呼吸困難への援助（心身の安静、体位の工夫、呼吸運動を妨げる原因除去、室内環境調整（換気・湿度・温度））、酸素療法 気道閉塞の予防（排痰の援助、体位ドレナージ、排痰法（タッピングなど）、ネブライザー、吸引、適切な水分管理）、排便コントロール、不安の軽減 □EP（教育・指導・情報提供計画） 日常生活指導（感染予防、活動の維持、生活動作指導）、呼吸法指導（口すぼめ呼吸、深呼吸、腹式呼吸）、栄養指導（必要エネルギーや水分量の指導） 運動・呼吸リハビリテーション、酸素療法の必要性の説明、服薬管理・服薬指導

	（ステージごと）			
	□疾患についての教育 □禁煙指導	□病状の進行予防・増悪予防に対する教育	□急性増悪の評価（BAP-65） □緩和ケアの導入検討	□終末期のアセスメント（→p.143） □臨死期のアセスメント（→p.147）

多職種連携	□通所ケア・通所サービスの検討	□通所ケア・通所サービスの検討 □訪問サービスの検討	□訪問医療（訪問診療・訪問看護・訪問リハビリテーション・訪問薬剤管理）の検討	□終末期に関わる医療・介護連携
家族ケア	□疾患についての教育	□病状の進行予防・増悪予防に対する教育、支援	□HOT導入支援 □全人的苦痛への対処 □介護ストレスへの支援	□看取りに対するケア
社会的配慮	□（疾患に応じ）難病申請・公害認定 □介護認定の申請	□介護再申請	□介護再申請 □HOT導入後の生活支援	□介護再申請 □終末期療養の場に応じた必要な社会資源の確保

終末期における経過の一例：腎疾患

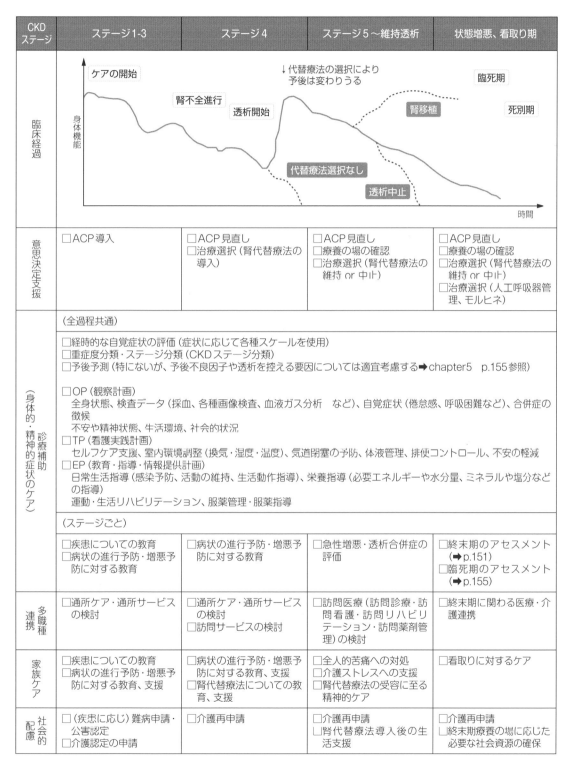

CKD ステージ	ステージ1-3	ステージ4	ステージ5〜維持透析	状態増悪、看取り期
臨床経過				
意思決定支援	□ACP導入	□ACP見直し □治療選択 (腎代替療法の導入)	□ACP見直し □療養の場の確認 □治療選択 (腎代替療法の維持 or 中止)	□ACP見直し □療養の場の確認 □治療選択 (腎代替療法の維持 or 中止) □治療選択 (人工呼吸器管理、モルヒネ)

診療補助 (身体的・精神的症状のケア)

（全過程共通）

□経時的な自覚症状の評価 (症状に応じて各種スケールを使用)
□重症度分類・ステージ分類 (CKDステージ分類)
□予後予測 (特にないが、予後不良因子や透析を控える要因については適宜考慮する➡chapter5 p.155参照)

□OP (観察計画)
　全身状態、検査データ (採血、各種画像検査、血液ガス分析　など)、自覚症状 (倦怠感、呼吸困難など)、合併症の徴候
　不安や精神状態、生活環境、社会的状況
□TP (看護実践計画)
　セルフケア支援、室内環境調整 (換気・湿度・温度)、気道閉塞の予防、体液管理、排便コントロール、不安の軽減
□EP (教育・指導・情報提供計画)
　日常生活指導 (感染予防、活動の維持、生活動作指導)、栄養指導 (必要エネルギーや水分量、ミネラルや塩分などの指導)
　運動・生活リハビリテーション、服薬管理・服薬指導

（ステージごと）

	ステージ1-3	ステージ4	ステージ5〜維持透析	状態増悪、看取り期
	□疾患についての教育 □病状の進行予防・増悪予防に対する教育	□病状の進行予防・増悪予防に対する教育	□急性増悪・透析合併症の評価	□終末期のアセスメント (➡p.151) □臨死期のアセスメント (➡p.155)
多職種連携	□通所ケア・通所サービスの検討	□通所ケア・通所サービスの検討 □訪問サービスの検討	□訪問医療 (訪問診療・訪問看護・訪問リハビリテーション・訪問薬剤管理) の検討	□終末期に関わる医療・介護連携
家族ケア	□疾患についての教育 □病状の進行予防・増悪予防に対する教育、支援	□病状の進行予防・増悪予防に対する教育、支援 □腎代替療法についての教育、支援	□全人的苦痛への対処 □介護ストレスへの支援 □腎代替療法の受容に至る精神的ケア	□看取りに対するケア
社会的配慮	□(疾患に応じ) 難病申請・公害認定 □介護認定の申請	□介護再申請	□介護再申請 □腎代替療法導入後の生活支援	□介護再申請 □終末期療養の場に応じた必要な社会資源の確保

終末期における経過の一例：脳血管疾患

CKDステージ	ケアの開始〜急性期	回復期〜維持期	不安定期	臨死期
臨床経過	（グラフ）ケアの開始　急性期リハビリテーション　身体機能　回復期リハビリテーション　←急性発症による身体機能の急低下　時間			臨死期　死別期
意思決定支援	□ACP導入 □治療選択（専門的治療） □治療選択（代替栄養療法） □治療選択（臓器移植）	□ACP見直し □療養の場の確認 □治療選択（代替栄養療法）	□ACP見直し □療養の場の確認 □治療選択（人工呼吸器管理、心臓マッサージなど） □治療選択（代替栄養療法）	□ACP見直し □療養の場の確認 □治療選択（人工呼吸器管理、心臓マッサージなど） □治療選択（代替栄養療法）

診療補助（身体的・精神的症状のケア）

（全過程共通）

□経時的な身体機能の評価（**FIM**＊（機能的自立度評価法）、**BI**＊、**mRS**＊、病態に応じた評価スケールの選択）
□重症度分類・ステージ分類（特になし）
□予後予測（chapter5　p.160参照）

□OP（観察計画）
　呼吸状態、全身状態、検査データ（採血、各種画像検査、など）、自覚症状、合併症の徴候、再発の徴候、併存疾患の管理（血圧・血糖・脂質などのリスクとなる要因の管理も含む）、褥瘡などの皮膚障害の評価
　不安や精神状態・せん妄の評価、生活環境、社会的状況
□TP（看護実践計画）
　運動障害への援助（体位の工夫、転倒転落予防、皮膚損傷リスクの管理）、室内環境調整（換気・湿度・温度）、
　嚥下障害への対応・気道閉塞の予防（排痰の援助、体位ドレナージ、排痰法（タッピングなど）、ネブライザー、吸引、適切な水分管理）、排便コントロール、不安の軽減
□EP（教育・指導・情報提供計画）
　日常生活指導（感染予防、活動の維持、生活動作指導）、栄養指導（必要エネルギーや水分量・塩分量の指導）
　運動・生活・嚥下リハビリテーション、服薬管理・服薬指導

（ステージごと）

□疾患についての教育	□病状の進行予防・増悪予防に対する教育	□病状の進行予防・増悪予防に対する教育 □併存疾患の早期発見	□終末期のアセスメント（➡p.158） □臨死期のアセスメント（➡p.159）

多職種連携	□通所ケア・通所サービスの検討 □訪問サービスの検討	□通所ケア・通所サービスの検討 □訪問サービスの検討	□訪問医療（訪問診療・訪問看護・訪問リハビリテーション・訪問薬剤管理）の検討	□終末期に関わる医療・介護連携
家族ケア	□疾患についての教育 □受容に至る精神的ケア □家族内の役割の変化への支援	□病状の進行予防・再発予防に対する教育、支援	□全人的苦痛への対処 □介護ストレスへの支援	□看取りに対するケア
社会的配慮	□介護認定の申請 □社会復帰支援、就業への配慮	□介護再申請 □社会復帰支援、就業への配慮	□介護再申請 □代替栄養療法 □導入後の生活支援	□介護再申請 □終末期療養の場に応じた必要な社会資源の確保

＊**FIM**　　Functional Independence Measureの略。
＊**BI**　　Barthel Indexの略。
＊**mRS**　　modified Rankin Scaleの略。

終末期における経過の一例：認知症

	ケアの開始期	安定期	階段状に少しずつ進行	看取り期
臨床経過	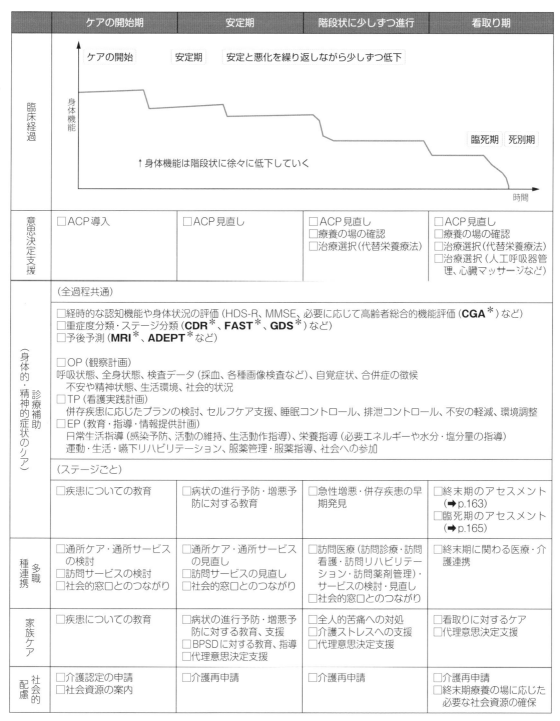			
意思決定支援	□ACP導入	□ACP見直し	□ACP見直し □療養の場の確認 □治療選択（代替栄養療法）	□ACP見直し □療養の場の確認 □治療選択（代替栄養療法） □治療選択（人工呼吸器管理、心臓マッサージなど）

（臨床経過グラフ内）
- ケアの開始
- 安定期
- 安定と悪化を繰り返しながら少しずつ低下
- 身体機能（縦軸）／時間（横軸）
- ↑身体機能は階段状に徐々に低下していく
- 臨死期　死別期

診療補助（身体的・精神的症状のケア）

（全過程共通）

- □経時的な認知機能や身体状況の評価（HDS-R、MMSE、必要に応じて高齢者総合的機能評価（**CGA**＊）など）
- □重症度分類・ステージ分類（**CDR**＊、**FAST**＊、**GDS**＊）など
- □予後予測（**MRI**＊、**ADEPT**＊など）

- □OP（観察計画）
  呼吸状態、全身状態、検査データ（採血、各種画像検査など）、自覚症状、合併症の徴候
  　不安や精神状態、生活環境、社会的状況
- □TP（看護実践計画）
  　併存疾患に応じたプランの検討、セルフケア支援、睡眠コントロール、排泄コントロール、不安の軽減、環境調整
- □EP（教育・指導・情報提供計画）
  　日常生活指導（感染予防、活動の維持、生活動作指導）、栄養指導（必要エネルギーや水分・塩分量の指導）
  　運動・生活・嚥下リハビリテーション、服薬管理・服薬指導、社会への参加

（ステージごと）

	ケアの開始期	安定期	階段状に少しずつ進行	看取り期
	□疾患についての教育	□病状の進行予防・増悪予防に対する教育	□急性増悪・併存疾患の早期発見	□終末期のアセスメント（➡p.163） □臨死期のアセスメント（➡p.165）
多職種連携	□通所ケア・通所サービスの検討 □訪問サービスの検討 □社会的窓口とのつながり	□通所ケア・通所サービスの見直し □訪問サービスの見直し □社会的窓口とのつながり	□訪問医療（訪問診療・訪問看護・訪問リハビリテーション・訪問薬剤管理）・サービスの検討・見直し □社会的窓口とのつながり	□終末期に関わる医療・介護連携
家族ケア	□疾患についての教育	□病状の進行予防・増悪予防に対する教育、支援 □BPSDに対する教育、指導 □代理意思決定支援	□全人的苦痛への対処 □介護ストレスへの支援 □代理意思決定支援	□看取りに対するケア □代理意思決定支援
社会的配慮	□介護認定の申請 □社会資源の案内	□介護再申請	□介護再申請	□介護再申請 □終末期療養の場に応じた必要な社会資源の確保

＊CGA　　Comprehensive Geriatric Assessmentの略。
＊CDR　　Clinical Dementia Ratingの略。
＊FAST　　Functional Assessment Staging of Alzheimer's Diseaseの略。
＊GDS　　Global Deterioration Scaleの略。
＊MRI　　Mortality Risk Indexの略。
＊ADEPT　Advanced Dementia Prognostic Toolの略。

終末期における経過の一例：神経難病

	診断・ケアの開始	緩やかに少しずつ悪化	看取り期
臨床経過	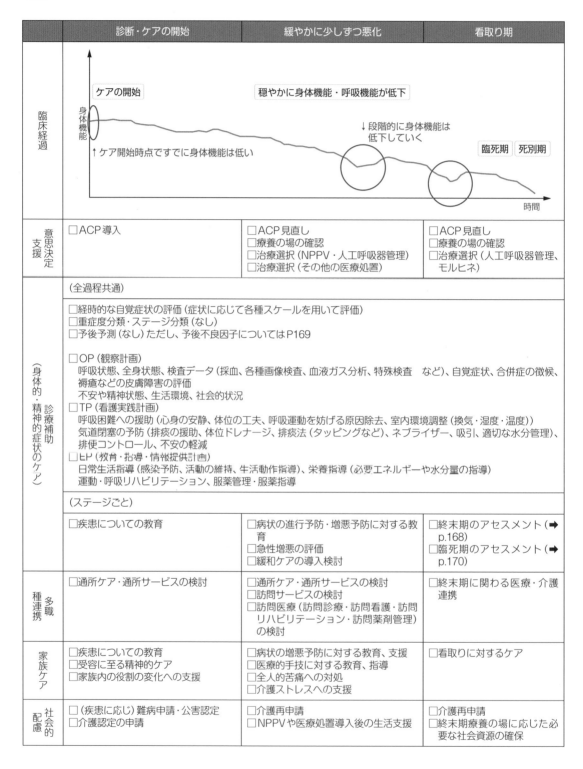		
意思決定支援	□ACP導入	□ACP見直し □療養の場の確認 □治療選択（NPPV・人工呼吸器管理） □治療選択（その他の医療処置）	□ACP見直し □療養の場の確認 □治療選択（人工呼吸器管理、モルヒネ）
診療補助（身体的・精神的症状のケア）	（全過程共通） □経時的な自覚症状の評価（症状に応じて各種スケールを用いて評価） □重症度分類・ステージ分類（なし） □予後予測（なし）ただし、予後不良因子についてはP169 □OP（観察計画） 呼吸状態、全身状態、検査データ（採血、各種画像検査、血液ガス分析、特殊検査　など）、自覚症状、合併症の徴候、褥瘡などの皮膚障害の評価 不安や精神状態、生活環境、社会的状況 □TP（看護実践計画） 呼吸困難への援助（心身の安静、体位の工夫、呼吸運動を妨げる原因除去、室内環境調整（換気・湿度・温度）） 気道閉塞の予防（排痰の援助、体位ドレナージ、排痰法（タッピングなど）、ネブライザー、吸引、適切な水分管理）、排便コントロール、不安の軽減 □EP（教育・指導・情報提供計画） 日常生活指導（感染予防、活動の維持、生活動作指導）、栄養指導（必要エネルギーや水分量の指導） 運動・呼吸リハビリテーション、服薬管理・服薬指導		
	（ステージごと）		
	□疾患についての教育	□病状の進行予防・増悪予防に対する教育 □急性増悪の評価 □緩和ケアの導入検討	□終末期のアセスメント（➡p.168） □臨死期のアセスメント（➡p.170）
多職種連携	□通所ケア・通所サービスの検討	□通所ケア・通所サービスの検討 □訪問サービスの検討 □訪問医療（訪問診療・訪問看護・訪問リハビリテーション・訪問薬剤管理）の検討	□終末期に関わる医療・介護連携
家族ケア	□疾患についての教育 □受容に至る精神的ケア □家族内の役割の変化への支援	□病状の増悪予防に対する教育、支援 □医療的手技に対する教育、指導 □全人的苦痛への対処 □介護ストレスへの支援	□看取りに対するケア
社会的配慮	□（疾患に応じ）難病申請・公害認定 □介護認定の申請	□介護再申請 □NPPVや医療処置導入後の生活支援	□介護再申請 □終末期療養の場に応じた必要な社会資源の確保

終末期における経過の一例：肝疾患

A

資料

Child-Pugh分類	A	B	C	肝不全・看取り期
臨床経過	(※グラフ)			
意思決定支援	□ACP導入	□ACP見直し □治療選択（肝移植）	□ACP見直し □療養の場の確認 □治療選択（肝移植）	□ACP見直し □療養の場の確認 □治療選択（人工呼吸器管理、モルヒネ）
（身体的・精神的症状のケア）診療補助	（全過程共通）			

※グラフ部分：

ケアの開始　安定期　少しずつ低下　肝移植
臨死期　死別期
身体機能
↑肝移植を選択することで予後は変わりうる
最後の時が近づくと、→身体機能の急低下
時間

（全過程共通）
□経時的な自覚症状の評価（症状に応じて各種スケールを使用）
□重症度分類・ステージ分類（CP*分類）
□予後予測（CP分類、MELD*スコア）

□OP（観察計画）
　呼吸状態、全身状態、検査データ（採血、各種画像検査、など）、自覚症状、合併症の徴候、再発の徴候、併存疾患の管理
　不安や精神状態・せん妄の評価、生活環境、社会的状況
□TP（看護実践計画）
　運動障害への援助（体位の工夫、転倒転落予防、皮膚損傷リスクの管理）、室内環境調整（換気・湿度・温度）、体液管理、排便コントロール、不安の軽減
□EP（教育・指導・情報提供計画）
　日常生活指導（感染予防、活動の維持、生活動作指導）、栄養指導（必要エネルギーや水分量・塩分量の指導）
　運動・生活リハビリテーション、服薬管理・服薬指導、禁酒指導・支援

（ステージごと）

	A	B	C	肝不全・看取り期
（ステージごと）	□疾患についての教育	□病状の進行予防・増悪予防に対する教育	□急性増悪の評価 □緩和ケアの導入検討	□終末期のアセスメント（➡p.172） □臨死期のアセスメント（➡p.174）
多職種連携	□通所ケア・通所サービスの検討 □訪問サービスの検討	□通所ケア・通所サービスの検討 □訪問サービスの検討	□訪問医療（訪問診療・訪問看護・訪問リハビリテーション・訪問薬剤管理）の検討	□終末期に関わる医療・介護連携
家族ケア	□疾患についての教育	□病状の進行予防・増悪予防に対する教育、支援	□全人的苦痛への対処 □介護ストレスへの支援	□看取りに対するケア
社会的配慮	□（疾患に応じ）難病申請・公害認定 □介護認定の申請	□介護再申請	□介護再申請	□介護再申請 □終末期療養の場に応じた必要な社会資源の確保

＊CP　　Child-Pughの略。
＊MELD　Model for End-Stage Liver Diseaseの略。

187

終末期における経過の一例：老衰

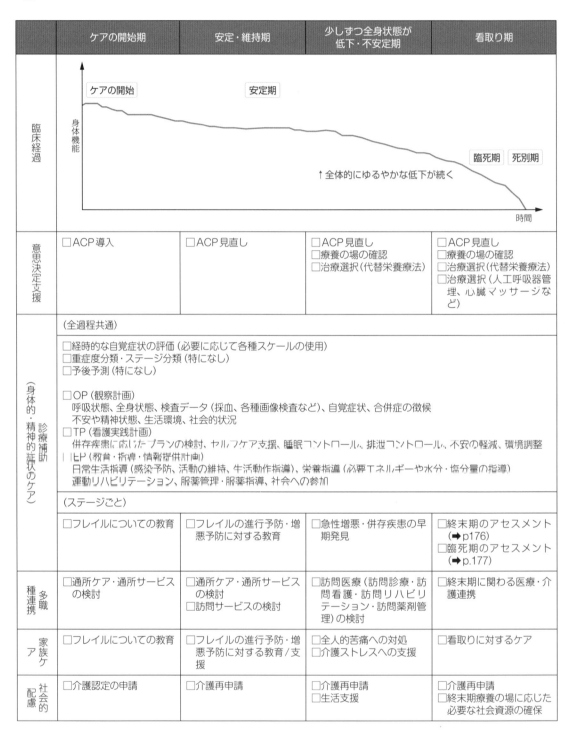

	ケアの開始期	安定・維持期	少しずつ全身状態が低下・不安定期	看取り期
臨床経過	ケアの開始　安定期　身体機能　↑全体的にゆるやかな低下が続く　臨死期　死別期　時間			
意思決定支援	□ACP導入	□ACP見直し	□ACP見直し □療養の場の確認 □治療選択（代替栄養療法）	□ACP見直し □療養の場の確認 □治療選択（代替栄養療法） □治療選択（人工呼吸器管理、心臓マッサージなど）
（身体的・精神的症状のケア） 診療補助	（全過程共通） □経時的な自覚症状の評価（必要に応じて各種スケールの使用） □重症度分類・ステージ分類（特になし） □予後予測（特になし） □OP（観察計画） 　呼吸状態、全身状態、検査データ（採血、各種画像検査など）、自覚症状、合併症の徴候 　不安や精神状態、生活環境、社会的状況 □TP（看護実践計画） 　併存疾患に応じたプランの検討、セルフケア支援、睡眠コントロール、排泄コントロール、不安の軽減、環境調整 □EP（教育・指導・情報提供計画） 　日常生活指導（感染予防、活動の維持、生活動作指導）、栄養指導（必要エネルギーや水分・塩分量の指導） 　運動リハビリテーション、服薬管理・服薬指導、社会への参加			
	（ステージごと） □フレイルについての教育	□フレイルの進行予防・増悪予防に対する教育	□急性増悪・併存疾患の早期発見	□終末期のアセスメント（➡p176） □臨死期のアセスメント（➡p.177）
多職種連携	□通所ケア・通所サービスの検討	□通所ケア・通所サービスの検討 □訪問サービスの検討	□訪問医療（訪問診療・訪問看護・訪問リハビリテーション・訪問薬剤管理）の検討	□終末期に関わる医療・介護連携
家族ケア	□フレイルについての教育	□フレイルの進行予防・増悪予防に対する教育／支援	□全人的苦痛への対処 □介護ストレスへの支援	□看取りに対するケア
社会的配慮	□介護認定の申請	□介護再申請	□介護再申請 □生活支援	□介護再申請 □終末期療養の場に応じた必要な社会資源の確保

参考文献

- 日本心不全学会合同ガイドライン

- 循環器疾患における緩和ケアについて（厚生労働省健康局がん・疾病対策課）(https://www.mhlw.go.jp/file/05-Shingikai-10901000-Kenkoukyoku-Soumuka/0000185125.pdf)

- 循環器疾患の患者に対する緩和ケア提供体制の あり方について 2018（平成 30）年4月（循環器疾患の患者に対する緩和ケア提供体制のあり方に関するワーキンググループ）

- 恒藤暁：系統的緩和医療学講座身体症状のマネジメント, 最新医学社, 2013

- 特定非営利活動法人日本緩和医療学会ガイドライン作成委員会編：がん患者の消化器症状の緩和に関するガイドライン 2017年版, 金原出版, 2017

- 松田能宣ら：これからはじめる非がん患者の緩和ケア 第2版, じほう, 2020

- 森田達也ら監修：緩和ケアレジデントマニュアル 第2版, 医学書院, 2022

- 日本終末期ケア協会：終末期ケア専門士 公式テキスト

- 岡野正雄：わかりやすいコミュニケーション学 基礎から応用まで, 三和書籍, 2021

- 坂口英夫：人生の最終段階における口腔管理, 日本障害者歯科学会雑誌, (40), 2, 119-123, 2019

- Bruea C, et al. Parental hydration in patients with advanced cancer: a multicenter, double-blindcd, placebo-controlled randomized trial. J Clin Oncol 31: 111-118, 2013

- 東口高志 他：全身症状に対する緩和ケア. 外科治療96: 934-941, 2007

- CDC :Guideline for Prevention of Catheter-associated Urinary Tract Infections, 2009.

- 日本終末期ケア協会：終末期ケア専門士公式テキスト 第2版

- 井部綾子 他：臨床看護実践マニュアル内科編 改訂第2版, 南江堂

- 終末期看護：エンド・オブ・ライフ・ケア

- 日本ホスピス緩和ケア協会：ホスピス・緩和ケア教育カリキュラム（多職種用）(https://www.hpcj.org/med/ed_curric.pdf)

- NPUAP, EPUAP, PPPIA:Prevention and Treatment of Pressure Ulcers:Clinical Practice Guideline, 2014.

- 日本褥瘡学会編：在宅褥瘡予防・治療ガイドブック-第3版. 照林社, 東京, 2015

- 日本褥瘡学会編：褥瘡ガイドブック-第2版. 照林社, 東京, 2015

- 日本褥瘡学会編：褥瘡予防・管理ガイドライン 第5版. 照林社, 東京, 2022

- 清水哲郎著 医療・ケア従事者のための哲学・倫理学・死生学. 医学書院, 2022

- 長江弘子 看護実践にいかすエンド・オブ・ライフケア第2版. 日本看護協会出版会, 2018

- 谷本真理子, 増島麻里子 エンドオブライフケア その人にとっての最善を目指して. 南江堂, 2022

- 宮崎和加子ら 在宅・施設での見取りのケア 自宅、看多機、ホームホスピス、グループホーム、特養で最後まで本人・家族を支えるために. 日本看護協会出版会, 2016

- 森田達也, 白土明美 死亡直前と看取りのエビデンス 第2版, 医学書院, 2023

- 一般社団法人 日本終末期ケア協会, 終末期ケア専門士公式テキスト 第2版, アステッキホールディングス株式会社, 2023

- 令和元年度老人保健事業推進費等補助金（老人保健健康増進等事業）在宅における看取りの推進に関する調査研究事業「人生の最終段階における意思決定支援 事例集」令和2年（2020年）3月, 株式会社 日本能率協会総合研究所

- On Death and Dying, (Simon & Schuster/Touchstone) ,1969

- 『死ぬ瞬間 死にゆく人々との対話』川口正吉訳 読売新聞社 1971年）

- 看護の現場ですぐに役立つ 臨床看護のキホン 大口裕也 著 P59

索引

● た行

● な行

● は行

● 数字

【著者】
坂井 暢子（さかい　のぶこ）

荒木記念東京リバーサイド病院　内科。
2004年島根医科大学（現・島根大学）医学部卒。日本内科学会
総合内科専門医、プライマリ・ケア連合学会認定指導医、終末期
ケア専門士、日本医師会認定産業医。都内の総合病院での一般病
棟・地域包括ケア病棟や訪問診療、特別養護老人ホームなどで
診療に携わる。著書に『看護の現場ですぐに役立つ 地域包括ケ
アのキホン』（秀和システム刊）がある。

【編集】
雑賀 智也（さいか　ともや）

メディカルライターズネット代表、千葉大学客員研究員、メディ
カルライター・薬剤師
東京大学大学院医学系研究科公共健康医学専攻修了（MPH）
主な著書に『大腸がん 最新標準治療とセカンドオピニオン』（ロ
ゼッタストーン）、『薬局の現場ですぐに役立つ 服薬指導のキホ
ン』、『看護の現場ですぐに役立つ 人体のキホンと名前の図鑑』、
『図解入門 よくわかる公衆衛生学の基本としくみ［第2版］』（以
上、秀和システム）がある。

看護の現場ですぐに役立つ
終末期ケアのキホン

発行日　2024年 2月14日	第1版第1刷

著　者　坂井　暢子
編　著　雑賀　智也

発行者　斉藤　和邦
発行所　株式会社　秀和システム
　　　　〒135-0016
　　　　東京都江東区東陽2-4-2　新宮ビル2F
　　　　Tel 03-6264-3105（販売）Fax 03-6264-3094
印刷所　株式会社シナノ　　　　　　Printed in Japan

ISBN978-4-7980-7044-5 C3047